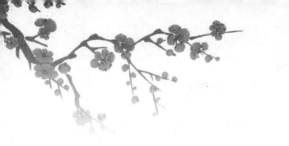

脉学临证心悟

王鹏 著

U0391685

人民卫生出版社

图书在版编目（CIP）数据

脉学临证心悟/王鹏著.—北京：人民卫生出版社，2017
ISBN 978-7-117-25248-5

Ⅰ.①脉… Ⅱ.①王… Ⅲ.①脉学 Ⅳ.①R241.1

中国版本图书馆 CIP 数据核字（2017）第 240158 号

人卫智网	www.ipmph.com	医学教育、学术、考试、健康，购书智慧智能综合服务平台
人卫官网	www.pmph.com	人卫官方资讯发布平台

脉学临证心悟

著　　者：王　鹏
出版发行：人民卫生出版社（中继线 010-59780011）
地　　址：北京市朝阳区潘家园南里 19 号
邮　　编：100021
E - mail：pmph @ pmph.com
购书热线：010-59787592　010-59787584　010-65264830
印　　刷：三河市尚艺印装有限公司
经　　销：新华书店
开　　本：850×1168　1/32　印张：7.5
字　　数：162 千字
版　　次：2017 年 10 月第 1 版　2020 年 5 月第 1 版第 3 次印刷
标准书号：ISBN 978-7-117-25248-5/R·25249
定　　价：36.00 元
打击盗版举报电话：010-59787491　E-mail：WQ @ pmph.com
（凡属印装质量问题请与本社市场营销中心联系退换）

内容提要

　　本书对中医基础理论阴阳五行、常见脉象的形象和主病，以及中医证候做了详细解释，通俗易懂又富有新意，适合中医初学者入门及中医爱好者阅读。

　　本书特点是脉学辩证法的使用，作者总结脉学入门规律，将脉学思想概括为"脉如其人"，以脉学作为手段统率中医临床，倡导做感受派与思辨派，以脉象带来的真切感受解读中医基础理论，如对太极阴阳的体会，五行特性和实质，以及阳气升降开合、外感内伤等，既驻守中医传统又有新的视角。遵守经典脉学的临床辨证意义，但不囿于二十八种脉象分类。提炼中医脉学对举现象中的辩证法思维，执两用中，以中庸、中态思想贯穿脉学。主张在中医哲学指导下，结合相关专业建立脉学科学，从这个意义上说，本书同样会对脉学中级水平而希冀突破者有所启迪。

乔 序

结识王鹏是在 2002 年,其后王鹏从学习脉学到加入我们的学术研究团队,并且于 2005 年 8 月成为了我的入室弟子。在这十几年中,王鹏始终在脉学领域深入探索研究,从古代各家脉法流派到当今的各个脉学高手的理论和技法多所涉猎,在这个过程中,王鹏的临证水平得到了极大提高,并逐渐悟出了自己的深刻认识,与大家交流。自"系统辨证脉学"体系面世以来,王鹏为该体系的社会传播付出了大量的辛勤劳动,建立"系统辨证脉学学术团体"QQ 群,每天都组织无偿的社会学术传播。王鹏的辛勤工作让众多的中医脉学学习者受益,得到了广泛的好评。并汇集群中授课内容,与其他同门出版脉学著作数部,积累自己的阶段性学习体会,出版以飨社会。

"系统辨证脉学"是一个开放的体系,我希望学生能从各自的感悟出发,丰富这个脉学体系,《脉学临证心悟》是王鹏在学习"系统辨证脉学"的基础上,自己深入领悟体会的总结,是对"系统辨证脉学"的发挥,是在哲学层面对脉学理论基础的探索,其中对"脉贵中和"和疾病"证候的层次性"的认识达到了一定高度,在临床运用脉诊技术对疾病进行各级时空阶段的认识方面,具有一定贡献,可为后来学习脉学技法和理论的人所效法。

　　艺术家丰富世界,科学家改变世界,医学家是直面现实的笃行者,既需要巧思,又必须务实,兼顾这些的就是哲学思维。中医学从阴阳五行等基础理论,到见局部而知整体的脉象学说,再到辨证论治,思辨味道浓厚。学好哲学,利于总结概括疾病规律,深层次讨论疾病性质,在这方面,王鹏做了有益的工作,乐以为序。

齐向华
2017 夏于济南

梁 序

　　欣闻王鹏师兄新著即将完稿,百感交集。师兄三十年青灯黄卷,潜心医道,上至《周易》《内经》,下至近代医家著作,勤求古训,博采众长,所涉猎几近汗牛充栋。老子曰:"道可道,非常道。"中医之道,博大精深,下可安身,上可立命。世上癫狂之徒,有舍本求末者,追名逐利,愚迷世人,此乃近代中医式微之根本。

　　脉学为中医之根本。人身之生理、病理、心理、脾气、秉性,皆蕴于其中,脉诊诚为中医人必备之良器。王鹏师兄虽一介布衣,淡泊名利,然胸怀济世之志;师从齐向华教授,专心脉学,领悟脉象之真谛。倏忽三十年,王鹏师兄遵系统脉学之旨,践于临床,又形而上学,汲取历代中医之精髓,现传道授业,著书立说,实为当代中医不可多得之作。

　　书山无甲子,医道有沧桑。谨以此序贺王鹏师兄新著问世!

梁子峰

2017 年夏于青岛

目　录

第一章

脉学发轫

第一节　学脉初心

昔日先贤朱熹写下"半亩方塘一鉴开,天光云影共徘徊。问渠哪得清如许,为有源头活水来"之句(《观书有感》),方塘虽小,却能折射天光云影,意境幽幽。点明修身治学的境界当有根有源,近天命之年,回首往昔,我学习中医脉学的源头又从何说起呢?

20世纪80年代,当时的新华书店还是封闭式售货,书籍放在柜台内,顾客只可远观,选定某书,由营业员递送。1985年左右,那日,一个十几岁的青涩少年来到柜台前,端详片刻,指着一本古铜色封面的书对营业员说:"你好,我要买这本。"营业员递给他,少年翻阅片刻,便要求开单缴费,然后携书扬长而去。营业员望着少年远去的背影,她不明白年纪轻轻的孩子为何会买一本如此深奥难懂的《周易参同契新探》,显然这本书不该是这个年龄段会感兴趣的。

三十多年前那个买书的少年人就是我。

我20世纪70年代初出生于一个普通的知识分子家庭,

家境绝非富庶，只是不必为衣食担忧，于是生出许多怠惰顽劣之性，好处是可以放开思想，去追逐自己感兴趣的东西。我虽生在新社会，接受义务教育，但自开私塾，暗地里读了许多传统文化的东西，此类知识的来源是大大小小的书店，从省城的书店到街头的书摊，以至于最终课外教育压倒"正统"，占领了我的思维。那日，我从先母手中讨得几元琐碎零钱去逛书店，凭直觉选中周士一1982年的著作《周易参同契新探》，这部书最初实际上是英文版的，后来中文版来到国内，此书得到科学巨擘钱学森先生很高的评价。而这种买书自修的经历是那时我追求知识的常态，如此状态的孩子出落得如同一个"秀才"。

　　我选择中医，是出于对中国传统文化的倾心，更是受到先母的影响，先母虽为科班出身的西医，却一生笃信中医，早年在省城求学时就认识隗继贤等名医，她口中的中医是玄妙高深的，如：她曾亲眼所见，某病人浑身丘疹，红赤作痒，隗医生辨为皮火（脾火），处方完毕，临出门患者问何时复诊？隗答："还回来做什么？"回去后一剂药见效，三剂病消。得知某名医的后人中没有继承者，她曾设法买来其所读之古籍，给我阅读。

　　几十年过去了，我听从内心信念的召唤，终于"秀才学医"，虽在中医药大学挣得一纸文凭，出得校门于市井以医为业，但内心自知中医之路的曲折难行，自忖于中医的道业实未入门，感觉当下的中医不似古书中所记载，甚至不像民众中间口口相传的样子。遂广购古今中医典籍，昼夜研读，沉湎于各家学说；亦曾佯作病人家属，到同行诊所学艺。

　　于是我又颇能理解鲁迅先生当年留学时求学不得门而入

的心境,他曾这样描述:

"东京也无非是这样。草长莺飞,乍暖还寒的时节,望去确也像绯红的轻云……中国留学生会馆的门房里有几本书卖,有时还值得去一转;倘在上午,里面的几间洋房里倒也还可以坐坐的。但到傍晚,有一间的地板便常不免要咚咚咚地响得震天……到别的地方去看看,如何呢?我就往仙台的医学专门学校去……"

学林踯躅,当年我又何尝不是如此呢?2000年前后数年间,我以"本於脉"的网名在当时各大中医网站发帖讨论脉象,至今许多网站还留有我"思考脉学"的帖子,被纷纷转载。数年游历,三三七七,勤苦参求,寻师访友,问道听经,内心终不免流浪沉沦。中医的真谛、脉学的至真精髓在哪里?属于我的"仙台"和"藤野先生"究竟在何方?

我想这是一个命题,需要时间做出回答。

老子云:"其出弥远,其知弥少",我深知,所谓"行万里路",应寻觅触动内心的东西才行。周潜川在《内经知要述义》的绪言中认为"理论搞通,还得从事实践。"单是从理论层面学习中医,任凭如何渊博高深,也只能是半缸水。因为不体会实际的气化论、经络论在人体上究竟是何等滋味,仅凭口说,等同"盲者说色"。盲人说起颜色来也能如数家珍,头头是道,而真的给他红色白色,他一点也分辨不出来,所以做中医脉学的学问贵在感知,重在实践。

实践有内外之分,所谓外,是分析病人的外在表现,套用中医理论确立治则;内是以脉为凭,体悟为本,精准辨证,直指疾病本根。如某男子,时年四十七岁,诉耳鸣如潮,同伴以肾虚调侃他,诊脉,实而小紧,脉位低沉,右寸大。脉象提示此人的体质尚可,原不为虚证,当为疲劳而清阳失升,清窍失养,右寸大提示虚阳上越为病机。细征询,原来饮酒后连续打牌,熬夜至凌晨而发病。外感内伤,虚实变化,指下了然,我欲追寻的就是"真切地感受中医"。

中医脉学的学习当遵循"致广大而尽精微"的宗旨,这是《中庸》"修身"中的一句话,指学问做到极致的两种境界:充实广大与穷尽精微。宏观境界应当宽广博大,根基深厚,而细致之处又不厌精妙详尽,居于微妙境界。

第二节 从脉案谈起

脉诊对中医临床的指导作用,通常被认为属于四诊之一,与其他三诊并列,共同为辨证论治提供依据。然而精研脉诊,可以发现"脉如其人,人如其脉",以脉观人,仿佛打开了一扇新的窗口,临证可起到深层次挖掘病源,定性病因的作用,通过几则脉案来说明这一点。

案一:阳气者,烦劳则张

某日下午刚上班,一个女孩来就诊,主诉是早晨起来头痛恶心,颈部发僵,怀疑是颈椎病。

我问了一下病史,原来这孩子早晨起床后忽然眩晕,伴恶心、呕吐,不敢扭头,一动弹就恶心吐,上午做了颅脑CT,报告显示颅脑未见异常,遂怀疑是颈椎病发作。昨天还好好的,今天就病了。此刻颞胀,头痛,肩膀酸痛。今年6月份犯过一次,吃了点药就好了。

病人长得小小的,一问才21岁。在大学城旅游学院校区电信营业所工作。一摸脉,很让人惊讶,她安静地坐在那里,脉象可以用洪大形容,脉形弦直,不细,脉来高点是猛烈抖动的。两个寸脉各出现一个边脉,弦细,斜插在脉里。脉气来势上顶,脉象的振动波滞涩扎手。

也许一天会摸到很多人的脉,但这种脉象的特点令人难忘。脉证相应,头部晕胀,整个头部温度高。乃过劳所致,"阳气者,烦劳则张"。阳气升越于上,失降失敛,上焦气机失调,张而不和,高而不下。

细问之下得知,原来是给老板赶工作,连续三天从早8点干到下午4点,在机器旁制作电话卡,筋脉拘急紧张而发病,她上中学时就经常头痛,这次是连续劳作而诱发。

这个脉象振动觉的滞涩感、扎手感,非心理因素刺激所致,应当代表此刻的烦乱状态,但病人表现得很安静,并非坐立不安的样子,表情也比较安宁,不像有的人那样焦虑不安,这与她年轻、耐受性好有关系。

收敛外张的阳气可以请患者取正坐位,让其瞑目静心,医者点按两绝骨穴,要产生酸痛感,然后让她缓慢左右摇头,也可同时针刺太冲穴,令其心念跟随针感,诱导气血下行,方法到位,一般20分钟即可缓解症状。同时配合口服天麻钩藤饮,重用天麻20g,龙骨30g,牡蛎30g,水煎服。

案二:所谓"病根"

这已经是他第三次找我抄方了。

一个58岁的男子,中等身材,看上去比较壮实,在某建筑公司工作。第一次来时很神气,说我姐姐是某某医生,你应该听说过的。他得的是胃痛病,是来抄方的,抄完方便走了。上次来忘记是何时了,每次六服药,是小柴胡汤加三七,还有云苓、木香、川楝子、乌药、厚朴、枳实之类消导化食药。此次还是那个方子,剂量有所加大,另外还有西药奥美拉唑等。

抄完方,忍不住拿过病人的脉来看,他也很乐意。一边诊脉一边告诉我,因为治疗效果不好,早晨刚在他姐姐的医院做了胃镜,结论是浅表性胃炎,排除了胃的其他毛病,他还开玩笑说他姐姐怎么给自己人看病不管事。

我触摸着右手脉象,一上手,一种熟悉的感觉出现了,我撇开其他,单刀直入:"你很愁得慌,生活里有摆脱不了的事情在煎熬你,时间很长了,你的胃病与此有关。"

病人马上高度认同,点头同意。

待我诊完脉,病人说:"你看得很准,我多说两句,十年前我的长子因升学遭人顶替而落榜,导致精神失常,我为他操心治病至今,现在每天仍然依靠药物,不敢间断。但是如今看到我的孙子,这一大家人,这是当年想都不敢想的啊,连给孩子看病的医生都说,如果事情摊到他身上,他都顶不住,你真是不错。"

心理脉象又一次显示了生命活动中深层次疾病信息,也就是老百姓常说的"病根"。像这种长时间慢性刺激,中医认为属于扰动阳气,容易导致心肝火旺,因为总是有事情牵挂扰动气机,使它静不下来,心旺乘金,木旺乘土,看来这个病从脾土走了,治则当调和肝脾关系,可是只疏肝不行,要釜底抽薪,清心柔肝,降泄和阳以安上源。可于上方酌选半夏6g,黄连6g,黄芩12g,钩藤30g,龙骨30g,石决明30g,桑叶15g,栀子12g,灯心草15g等随证加减。

案三:内心与外表

一位中年妇女来诊室看病,双手背皮肤脱皮屑,瘙痒难忍一个月,看过多家医院,按照湿疹治疗,效果不明显,于是来这里就医,诊断原也不错,继续按湿疹治疗。

诊脉的时候,她的脉象振动成分引起我的注意。

其人看上去气质不俗,不像普通百姓,而似富贵人家。淡黄色脸庞,恬静舒展,没有积滞暗斑,肌肤圆润,宽额蚕眉。

一摸脉象吓一跳,极其滞涩,脉管细绷急、胀紧,给人一种挤在一起的感觉,散发出苦涩的振动波,触之令人很难受。自诉常年失眠,镇静药吃到唑仑级别。原因是亲戚之女患精神病,常夜里发作,每次都要叫她帮忙处理,心理备受刺激,反反复复,于是出现原本不该出现的脉象。

外表与内心反差巨大,有些事只有自己清楚,外人不得而知,但"脉如其人,其人如脉",脉象信息可以准确地反映出病源,乃惊恼之气入心,伏于血脉,化火透发皮肤,所以通常祛风止痒的方剂不容易取效,且日久阴血受伤,阳长阴短,难以中和,遂缠绵不愈。可重用净萸肉 20g,寒水石 15g,女贞子 12g,麦冬 20g,丹皮 12g,玄参 15g,莲子心 12g 之类加减为用。

案四:人生硬着陆

李某,女,39 岁,离异,无业。2017 年 5 月来诊。自诉面部皮肤变黑一年余,西医诊断为瑞尔黑变病。经常胃痛,患有十二指肠溃疡,还患有子宫腺肌症,每月痛经。脉象弦硬而粗,脉壁厚,脉气紧,脉势大,左关脉结滞不畅。

长相俊俏的一个女子却有一张黑脸,病人对此可能也习惯了,每次来看病时嘻嘻哈哈,开玩笑说"活几天算几天"。貌似开朗,实际脉象显示此人性情暴戾,火气非常大,也因此吃了亏,肝逆,伤了肝血,曾遭受过很大的挫折,脉象中有明显的打击痕迹。

李女士作为家中的女孩,父母视为掌上明珠,宠爱有加,自幼任性独断。成人后性情乖张,不受约束。结婚后,感觉不称心意,不久就离了婚。工作中与同事相处不来,换了几次工作,每个地方都干不长,最后只好在亲戚那里帮忙,还经常不到岗。

女子以肝为先天,血为本,《素问·上古天真论》云:五七,阳明脉衰,面始焦,发始堕。六七,三阳脉衰于上,面始焦,发始白。"焦"乃憔悴之意,中年女子面焦是自然规律。李女士则属于先富后贫,人生硬着陆,自我的世界降落到现实,内心被击碎,情不可以堪,一时意乱志摇,牵动气血逆乱,肝血大伤,肝阴受损发为痛经。水亏火热上炎,血虚不能华肉,内火外现,慢慢面显焦黑火色。肝逆横克脾土,发为胃痛。外因是所欲不遂或生活波折,人生挫败;内因是禀赋厚,土行兼火,有能力,受到挫败,不得施展,焰火倒流,自戕生命。

《素问》认为"尝贵后贱,虽不中邪,病从内生,名曰脱营。尝富后贫,名曰失精,五气留连,病有所并。"生活的道路有时并不波折,但内心的落差和挫败感会很真实。一个人倘若没有做好涵养性情,富贵而不优雅,管不住脾气,虽然不去害人,仍是有违天道,所以不可过于率性,纵容精神不服管束。过去我们常听到的一句话是:"在家里父母让着你,出门谁让着你?"没有了铺垫和辅佐,人生只有硬着陆,后果自知。

嘱以玉容丸(甘松、山奈、细辛、白芷、白及、防风、荆芥、僵蚕、栀子、藁本、天麻、羌活、独活、川椒、菊花各 3g)外洗,还要长期服用六味地黄丸以滋化源。

案五:阴郁之苦

一日,有个年轻小伙子来到门诊,看上去二十几岁年纪。叙述道:左侧睾丸胀痛数月,刚看过西医,被诊断为"精索静脉曲张"，他们说没有好办法，于是想起看看中医，不知中医有办法吗？年轻人看上去比较慌张，怕有别的事情。

诊脉之下，脉气低平，来去紧涩，左关不畅感，令人心中有一种莫名的苦楚的感觉。我说：这在中医叫做疝，属于肝病的范畴，你这是心有不平呀！问他你为什么总是克制自己？因为脉象显示他的阳气很紧，六脉弦张，但力道却是向下向内收缩，乃阴郁之证。打开话匣子，小伙子叙述了这几年来的生活经历。

小伙子来自外地，在市南大学城的一所高校求学，今年大三。由于家境问题且姑母在市区，就想省下一笔住宿费，于是三年来课余多数时间借宿在姑母家中，里里外外帮助干点活。他来自普通农村家庭，他的姑母一家条件比较优越，小伙才智也比较一般，只上了一个三本民校，在亲戚面前有些抬不起头来，也许人家没有当面指责他什么，但能感觉到无形的压力，遵从家长意见又不得不长期住下去，用他的话说如今的生活有些寄人篱下的感觉。这种自卑而又不甘心、不认命的心理状态，像"紧箍咒"，漫长而持久，"木曰曲直"，木气虽未直接受折，却长期得不到舒展，毕竟是一种"被亲情包裹的坎坷"，情怀不畅导致肝经郁结不得发越，留滞经络，诸疝皆归肝经，忿怒悲哀，忧抑顿挫，都结于此处。肝经气血瘀积日久，形成一股能量，自然要作怪，找寻出路，于是既可以向上来，叫做上逆；也可以横着来，叫横逆；当然也会向内、向下走，克袭下焦诸脏器，包括下肢，就像这个年轻人的病。有时还会与其他病邪一起联合作乱，夹湿、夹痰饮、夹瘀血等，这些都可以从脉象之中找到特征，有没有压力，脉象中一清二楚。

方取天台乌药散化裁，根据脉象提示这个证候热象不明显,可能与体质和所住环境有些潮湿有关,要去掉温热药,乌药 12g,川楝子 15g,木香 12g,青皮 12g,槟榔 12g,酌加柴胡 12g,香附 12g,厚朴 12g,枳壳 12g,郁金 12g,6 剂,水煎服。复诊胀痛减轻。

生活中持有这样心理状态的人有许多,中医的作用就是找到病因,提醒他们注意疏解情志,提早释放内心压力,摆脱阴郁之苦,遏制疾病的进展。

案六:火气犯肺

一般认为咳嗽就是气管或支气管疾病,或者咽部炎症,有时影像学检查也指向肺部,这是西医常识,但是从中医内科的角度而言却不这么简单,《内经》云:"五脏六腑皆令人咳,非独肺也。"咳嗽或许只是一个症状而已,有可能肺只是受害者,疾病的罪魁祸首另有其他,换言之,可见的肺部支气管纹理杂乱影像,咽部红肿等等是正邪交锋的战场,战争的原因却不在这里,要细致分析。

张某,男,51 岁,相公镇某村村民。2016 年元月初诊,主诉是咳嗽 1 月余。自述到冬季,尤其是年底易诱发咳嗽,连续 3 年,开春自愈。体壮色黑,脉沉实有力。已经于其他医院服中药一段时间,未见效果。

现证为咳嗽剧烈,头痛,痰不多,咽部红,脉紧,上鱼际,浊而稠,舌大,苔厚而黄。胸片:双肺部纹理杂乱(2016 元月县中医院)。

依据脉象综合判断,此人的咳嗽只是内脏不协调的后果,究其根本原因未必在两肺。素体壮,从舌象看,其人痰热蕴积在里,脉稠而浊也印证了这一点,寒冷刺激,外寒引动内热,加之年底心绪烦乱,肝阳郁勃,引动肝风冲击肺部气道,由咽喉而出,发为咳嗽和咽痛,肝阳上逆发为头痛,乃木旺侮金之证,一味化痰止咳、清热利咽的思路辨证层面表浅,未必取效或暂时有效,长期疗效不好。

处方:天麻20g,紫菀15g,冬花18g,瓜蒌30g,桂枝12g,炙麻黄10g,橘红18g,桑皮15g,羌活10g,独活10g,荆芥12g,防风10g,苏叶12g,杷叶15g,石膏30g,连翘15g,共5服,水煎服,日1剂。

服药后有汗,脉势变得缓了,脉软下来,咳势减轻,咽部红肿也减轻。连续三诊,上方加减而愈。

整体观思维是中医学特色,辨证论治是中医的灵魂。头痛医头、脚痛医脚非中医思维,疾病背后肯定有深刻的原因值得探寻。持此观点,与放射科同仁探讨时,得到他们的响应,他们认为临床所见,即使都诊断支气管炎,但支气管炎胸片确有不同,有些反复感染,支气管影像变得粗糙如树枝,使用抗生素效果也不会好。支气管炎中医证型与影像学改变应该有规律可循,可以整理总结,最终达到"辨片论治",为临床医生提供参考。

案七:真的累了

王某,男,31岁,工人。住龙山镇,2014年12月24日诊。主诉:疲劳感,项背腰酸半年。感觉颈项、背脊、腰酸胀不适。纳可,眠差,多梦。二便调。自认为是亚健康,寻中医调理。脉象:怠脉。怠惰之感,跳而不动,手找脉。脉乏,有种歇不过来的感觉。脉高而深,上顶冲头。

辨证:阳气衰怠,督脉不畅。

处方:黄芪30g,党参20g,炙甘草12g,川断18g,山萸肉15g,制附子12g,生龙骨30g,生牡蛎30g,五味子12g,天麻

12g,7 剂,水煎服。

分析脉象可知,怠惰感,指脉搏波传播速度减慢,好比物理上的加速度不够,我形容为"跳而不动",脉搏虽然在那里跳,但没有活力,缺乏跃动的感觉,跳动而没有加速度,或说承载的加速度很小。这种脉象不受脉形大小约束,属于脱离形状,体察意境,初步开始剥离脉象信息的方法。就像声波调谐后,波以能量的方式扩散开来,但是已经携带或声乐、或器乐、或朗读的信息,辨识这些信息是此刻主要的目的。形象点儿的描述叫"手找脉",诊脉日久就会有一种感受,好多人的脉象似乎会与医生的手指互动,叫应指,甚至脉中真的有一种韵律。而有些脉要用指力主动寻找才行,它好似不搭理医生的手指,自顾自地跳。

脉气乏了,像老化的橡皮筋,皮筋纤维反复伸缩时间长了便失去弹性,叫做"乏"了,就是明显感觉弹性不够。当临床摸到这种脉象时,证明这个人真的是累了,连续作战,疲劳累加,歇不过来。不是短期内可导致,亦非三五天能恢复过来。反之,"脉找手"就是脉气顶着手指动,难以按压,这两个极端都是失于中和的脉象。

此患者,他医认为是伏案日久,颈椎病发作,其实这是个督脉阳气不升的表现。督脉主升,任脉主降,阳气是从背后升上来滋养头脑。腰脊的病症与阳气有关,要调督脉。脉高而深,上顶冲头。有人会认为阳气乏力,升不上来怎么还脉高深? 还能脉气冲头呢? 这里高深有个禀赋的缘故,气禀厚,先天阴阳俱实,脉象既高且深,脉高则气高,患者同样会出现头晕胀之症。

通过以上几则简单脉案可以看出,作为一个当代中医脉学的参研者,要解放思想,发现脉象中的伴随信息,跳出二十八种脉象分类的限制。有些脉象实际是复合脉感,虽然古代先贤的医案中对脉象的记载只有寥寥几个字,但有可能要表达的内容很多,都在无字之处。

第三节　师道三传

学中医的历程是一个先肯定后否定的过程,一开始有点儿像"模仿秀",学着复制古人的思维,此过程被称为继承,所以从这个意义上说,我首先要做一个传统的驻守者,并且要做足,宣城张炯在《神农本草经序》中说:"儒者不必以医名。而知医之理,则莫过于儒者。春秋时,和与缓,神于医者也。其通周易,辨皿虫之义,医也而实儒也"。学中医没有传统文化的根基是不行的,只有足够的肯定,才有资格否定,才谈得上超越,这必将是一个漫长而艰苦的过程。儒学和中医思想可以拯救灵魂,初心是开端,天命之年好似过桥走到中间,已经没有回头路可走,不敢再为作新赋而说愁,只能瞪大眼睛,直面生活,谨守圣贤教诲,法则天地,逆从阴阳,"将从上古合同于道,保命而全形"。

这些年来,之于中医和传统文化,不过做了这么几件事而已,读一读过去的人是怎么说的,看看现在的人是怎么做的,想想自己是怎么回事。

回味二十余年中医之路,从最初对脉学之术的玩味,到后来追求"医中之道",直至今日整合思维探讨"道中之医",可谓在现代社会环境之下格物致知,知行合一的实践,脉学的实在性、可操作性、直接性,促进了我对中医之道的理解,进而引领对中国传统文化的感悟，从此敢信一界有一界之风光，带领我撬动中国文化体系，从中探究脉学临床及其深层的脉学哲学和脉学辩证法，包括脉学认识论、脉学方法论、脉学境界观、脉学鉴赏、中医脉学辩证逻辑思维等诸多方面知识。

中国传统文化讲究内涵和境界，参研与传承要求悟性与心法，中医、国画、书法、文学、戏曲、武学等，莫不如此。中国文化的意境、悟性建立在对原生态事物的直接感受之上，要懂"形而上谓之道"，如"气""势""意""象"，等等。中医脉学口传心授，对脉象的直觉和感悟是第一位的，以此作为切入点方可得到脉学的神髓。记得诗人寒烟谈诗歌的创作时说，技巧层面包含空间、意象、张力、意境、终极、命定性，可是诗歌中最为极致的部分无关技巧与修饰，而是一种生命原有气息和人生独特遭遇的呈现。一个诗人，必须去写你命定的那一份，去找寻早已被世俗生活遮蔽的我们生命的原有气息，脉学即是直面生命及其状态。

学问有境界之分，授受自然有层次不同，古来讲究师道三传，上士传神，中士传心，下士传形。正如《传灯录》中达摩传道的故事，达摩九年修行已满，欲西返天竺，于是要求门人弟子各言所得："时门人道副对曰：如我所见，不执文字不离文字而为道用。师曰：汝得吾皮。尼总持曰：我今所解如庆喜见阿閦佛国，一见更不再见。师曰：汝得吾肉。道育曰：四大本空五阴非有，而我见处无一法可得。师曰：汝得吾骨。慧可礼拜后依位而立。师曰：汝得吾髓。"从皮肉到骨髓，法度森严，递进的认识深度，代表后学自身的综合素质指数和对"道"不同层次的感悟，老师对学生的点拨传授正基于不同平台，儒家称之为"因材施教"。儒家认识论中的三分境界观，《荀子·

子道》阐述为：

子路入。子问："由，知者若何？仁者若何？"子路对曰："知者使人知己，仁者使人爱己。"子曰："可谓士矣。"

子贡入。子问："赐，知者若何？仁者若何？"子贡对曰："知者知人，仁者爱人。"子曰："可谓士君子矣。"

颜渊入。子问："回，知者若何？仁者若何？"颜渊对曰："知者自知，仁者自爱。"子曰："可谓明君子矣。"

对同一个问题，三者答案不同，孔子点评出"士""士君子""明君子"三个境界。显然子路"知己""爱己"与子贡"知人""爱人"的答案对立两分。颜渊"自知""自爱"的回答是第三极境界，超越对立双方。

弗兰西斯·培根在《新工具》中将治学方法分为三类，他说："历来处理科学的人，不是实验家，就是教条者。实验家像蚂蚁，只会采集和使用；推论家像蜘蛛，只凭自己的材料来织成丝网。而蜜蜂却是采取中道的，它在庭园里和田野里从花朵中采集材料，而用自己的能力加以变化和消化。哲学的真正任务正是这样，它既非完全或主要依靠心的能力，也非只把从自然历史和机械实验收来的材料原封不动、囫囵吞枣地累置在记忆当中，而是把它们变化过和消化过而放置在理解力之中。这样看来，要把这两种机能，即实验的和理性的这两种机能，更紧密地和更精纯地结合起来（这是迄今还未做到的），我们就可以有很多的希望。"蜜蜂式地将外求与思考相结合，使内外充分相和、相参，体现出三分之道，为最佳治学方法。

中医和脉学初看是术，实则道术合一，若要精当，必须道中求术。中国哲学认为道术一体，术不能离道，道亦待术而行，或者说，道之本性决定道亦含术，道是动态的，率道之行谓之"术"，事之成败常在于术，未有功成而术不正者，亦未有术正而功不成者。术不止于技，也不等于道，而介乎两者之间，是率道之行之技，这是中国文化之魂。

纵览古今，传道和学道典故，无论显密，归根到底是"道"的传承，道性似水，道的层面就像海平面一样，老子说"道之出口，淡乎其无味，视之不足见，听之不足闻，用之不足既。"不因富贵而多，不因低贱而少，似乎不近人情，说它高明也好，说它通俗也罢，都是人的意识参照给予的评判，是人性不平坦的缘故，"道"始终在那个位置，道情有时不合人情，看上去有其冷峻的一面，甚至"非其人不授"。评剧艺术家张德福先生回忆当年学艺之路时说，他六岁开始和戏打交道，考验四年才找到师门，被收在门下开始只泛泛地教，又经过考察认为"是块材料"才得以"归行"，他的师父说："我看了两年，你是'小生'的料，扮相好、有嗓子、肯吃苦、有德行，将来能不能成'角儿'，就看你自己的了。"张先生很能体会出这话的深意，"我记得师父说这些话时，表面上看似乎很随意，其实背后却有很深的内涵，直到今天我还在想，那时学戏虽然难、虽然苦，师父似乎也苛刻保守，但他们的骨子里却有默契相传的一种原则与追求——人能老，戏不能老，所以要精挑细选可传承的人，不是材料的孩子，哪怕是亲骨肉照样不教；再一个是他们对自己有不成文的要求，教徒弟就教一个成一个，把徒弟当成自己的'脸'。"所谓上中下三士，说明人才的层次性，不同群落的人对"道"的领悟有天壤之别，老子的话最到家："上士闻道勤而行之，中士闻道若存若亡，下士闻道大笑之，不笑不足以为道。"经验和现实告诉我们，"道"虽宝贵，但并非人人懂得珍惜,值得传授。遴选人才、传承道业实在是一件慎重的事,据说中国真正的传统实际是师找徒模式,那就不是一般人的际遇了。

经历过"师父领进门"阶段,学生们凭借自身条件,勤奋努力,以期无限接近"大道",但现实是即使十二分努力了,仍旧"得道者如凤毛麟角",我认为一方面可能是学生资质不同,领悟能力或努力程度不够;另一方面与未能掌握正确的认识论和方法论有关,即要善于抽出诸多知识、技巧、现象中独具的思维方法,或称为心法的东西。何谓心法?就是以心领会,并且讲究方法,依心法而传授谓之心传。中医学一向被喻为"黑箱"理论,许多领域至今无法完全打开,故而一代一代的中医学家只好将"黑箱"原样传承下去,叫做先继承后发展,对脉学的认识也是如此。中医的脉学之所以享有很高的地位,与其"不用病家开口,便知疾苦所在"的认识能力有关。诊脉使用触觉认识人体生理病理信息,同时习脉本身也是人们认识、掌握客观事物规律的过程,这是脉学的双重属性。中医的脉学饱含辩证思维,应懂得使用三极、三分的认识论和方法论,完成脉学科学螺旋上升的完整认识过程。

第二章

脉学基础

第一节 脉学源流

中医脉学历史久远,从《内经》《难经》时代脉学启蒙,到公元 3 世纪初,西晋王叔和编写了中国现存最早的脉学专著《脉经》,将脉象归纳为二十四种,提倡"独取寸口诊脉法",再到 1564 年明代李时珍撰写通俗易懂的《濒湖脉学》,确立二十七脉,降及清、近现代,脉学理论著作可谓汗牛充栋,但脉学传承始终难以突破"脉理精微,其体难辨,在心易了,指下难明"的局面,普遍认为脉学是学习中医的一个难点。

回想从业之先,对于中医之艰深早有耳闻,一则理论抽象难懂,再则是运用之妙。由入门之初建立起规矩,到时时谨守规矩,再到大医的超越规矩,都给中医、脉学蒙上些许玄奥的色彩,廿年浸淫,感受良多。应该说,一个理论家与一个熟练操作的实干家之间的确差异巨大,正所谓"运用之妙,惟存一心",《庄子·天道》论曰:"桓公读书于堂上,轮扁斫轮于堂下,释椎凿而上,问桓公读何书。公曰:圣人之言也。曰:圣人在乎? 公曰:已死矣。曰:然则君之所读者,古人之糟粕已夫!

桓公:寡人读书,轮人安得议乎!有说则可,无说则死!轮扁曰:臣也以臣之观之。斫轮,徐则甘而不固,疾则苦而不入,不徐不疾,得之于手而应于心,口不能言,有数存焉于其间。臣不能以喻臣之子,臣之子亦不能受之于臣,是行年七十而老斫轮。古之人与其不可传也死矣,然则君之所读者,古人之糟粕已夫!"这位实干的轮扁先生可谓"功夫在身",其日久年深、亲身操练的这份得手应心之感,是心智与外物碰撞结合的产物,有"数"存其间的微妙,即使亲情父子之间亦难以私授传承,正是学问之"活"所在。

历史上无数的医学实干家像"轮扁"一样毕生"斫轮",有些人将体会写成了文字留在医籍里。可是书籍不过是语言的堆积,那么语言的实质呢?《庄子·天道》云:"世之所贵道者,书也。书不过语,语有贵也。""语之所贵者,意也,意所随。意之所随者,不可以言传也,而世因贵言传书。世虽贵之哉,犹不足贵也,为其贵非其贵也。故视而可见者,形与色也;听而可闻者,名与声也。"故而中国文化始终是推崇形而上的。"夫形色名声,果不足以得彼之情,则知者不言,言者不知,而世岂识之哉!"学问就在"不言与不知"之间的第三态下产生的,医中有谚"脏腑如能语,医师面似土",三传对三土,怎样跨越脉学理论与脉学实践之间的鸿沟?怎样使学到手的理论活起来、动起来,达到入微的境界,做到中士乃至上士之传呢?需要转识成智的本领,学问牵动心思,心念要常动,不能懒惰,用心去转化书中之语而通达语中之意。记得唐·李德裕曾在《文章论》中说过"文之为物,自然灵气,恍惚而来,不思而至"。文章作为思维的载体,要有灵气。"譬诸日月,虽终古常见,而光景常新,此所以为灵物也。"学问做活了应该似灵物一般，如同天上的日月，虽从古至今每日显现，但日月光辉的变幻却是莫测的。

欲掌握中医脉学这样的传统文化精华，就要将主体的人对事物的直接感觉作为根本，学问就是"格物致知"的过程，外物为人气所染，人气所感，人气所化，学习与传承向感觉和感受要门路，尤其是当思维"山重水复疑无路"的时候，活的、灵魂的东西都在感受之内，有所感觉就是"达于仁"，此种情形下参访征询、向更多的书籍资料要答案、找出路，抑或独立思考，退与心谋，转识成智，截然成为两种不同的道路。

第二节　寸口脉定位

咱们从最基本的寸口脉原理谈起。

寸口脉为何可以体现脏腑信息？按照现在的理解可以认为是全息理论，在系统科学里面叫做分形理论。这些理论的中心意思是整体由局部组成，整体中的局部就不再单纯代表其自身，而能体现整体的特性和状态，这就是脉学的理论基础。我将相关脉学经典论述列于下，供参考。

《素问·五脏别论》帝曰：气口何以独为五脏之主？岐伯曰：胃者水谷之海，六腑之大源也。五味入口，藏于胃以养五脏气，气口亦太阴也，是以五脏六腑之气味，皆出于胃，变见于气口。

《难经·一难》曰：十二经皆有动脉，独取寸口，以决五脏六腑死生吉凶之法，何谓也？然：寸口者，脉之大会，手太阴之脉动也。寸口者，五脏六腑之所终始，故法取于寸口也。

《脉经·辨尺寸阴阳荣卫度数第四》：夫十二经皆有动

脉,独取寸口,以决五脏六腑死生吉凶之候者,何谓也?然:寸口者,脉之大会,手太阴之动脉也。人一呼脉行三寸,一吸脉行三寸,呼吸定息,脉行六寸。人一日一夜凡一万三千五百息,脉行五十度,周于身。漏水下百刻,荣卫行阳二十五度,行阴亦二十五度,为一周(时也)。故五十度而复会于手太阴。太阴者,寸口也,即五脏六腑之所终始,故法取于寸口。

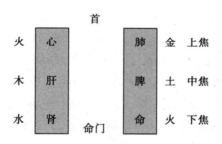

首

火	心		肺	金	上焦
木	肝		脾	土	中焦
水	肾	命门	命	火	下焦

(左为心肝肾,右为肺脾命)

以桡骨茎突为标志定关脉,关前为寸脉,关后为尺脉。

按照寸关尺分部,左侧寸口脉依次为心、肝、肾;右侧寸口脉为肺、脾、命。命是命火,肾有两个,中医认为左为肾阴,右为肾阳,左侧尺脉属水,右侧尺脉属火,称为命火。

对于寸口六部脉与脏腑的对应关系,《素问·脉要精微论》总结为“上竟上,下竟下”:上竟上者,胸喉中事也。下竟下者,少腹腰股膝胫足中事也。刚接触脉学者不免对此产生疑问,寸口脉位置属于桡动脉的一部分,桡动脉无非就是一段动脉而已,全身血管很多,为什么刚好这里对应人体脏器呢?并且还是从腕横纹依次排列下来的,它怎么不从近心端开始呢?当年我也是怀着这样的疑问走过来的,脉学理论与实践始终有差距,有一天,门诊来了一个女中学生,十二三岁的样子,初夏,有几天下雨降温,这个小女孩住校,未能调适寒温,吃中午饭的时候突然胃痛,无法进餐。家长送来医院就医,很单纯的孩子,营养状况也挺好,脉象圆润、挺拔、弦长、流利,看得出从小得到很好的照顾。就在两个关脉,尤其右关的位置,胃脉凸现,呈现出一段弦细刚紧的特征,正好对应着她疼痛的部位,宛如白纸上划了一道黑线,明了而醒目,于是所谓"一段动脉而已"的概念从心中退却下来,从此臣服先贤之智慧,坚信脉学之原理。

寸口脉藏象定位暗藏了一个观念,那就是中医的脉学虽然看似按照人体结构对应六部脉,但它是遵循"形而上谓之道,形而下谓之器"的原则,结构与功能融为一体。如右侧关脉摸到一个涩脉,中医认为是脾胃气滞,西医胃镜可能会提示慢性非萎缩性胃炎伴溃疡或十二指肠溃疡。但是如果以右关的涩脉来诊断类似胃炎,则或可中,或不中,因为中医的脉象摸到的是气变,至于是否已经形成局部的形变,则会有一个时间问题,中医学在此只需依脉象的提示处置即可。如《名医类案》记载:一妇人,年逾五旬,病头痛,历岁浸久。有治以风者,有治以痰者,皆罔效。脉之,左沉,寸沉迟而芤。乃气血俱虚也。用当归二两,附子三钱,一饮报效,再饮,其病如失。寸脉对应的是头部,沉迟脉和芤脉,三者都是气血不足之态。像这样的病人,如果用现代医学诊断会发现多种头部或颈项部疾患,如颈椎病、脑血流分布不均衡或颈动脉斑块等。但作为中医辨证而言,脉象提示上气不足是核心病机,抓住它足矣。

问题还可以再深入下去,寸口脉变化与局部病变之间是怎样的关系呢?《王旭高临证医案·积聚门》一则脉案:左关弦搏,肝木气旺,故左胁斜至脐下有梗一条,按之觉硬,乃肝气入络所结。脉象和体征相呼应，如果此时依据脉象和病机对木旺之证进行干预，疏导肝胆经络，针太冲穴泻肝以配穴治疗或用导引术调畅气机，或者干脆在"脐下有梗"处施术调气，有时会很快反馈到寸口脉，左关弦搏之状随之发生改变。类似的变化临证屡见不鲜，均为触发形气双向调节反馈机制而出现"如汤沃雪""若风吹云"的刻下效果，不足沾沾自喜，自诩医术高明，殊不知这种调节是有一定限度的。

第三节　三部九候

诊脉的层次讲究浮取、中取、沉取，运用指力大小随时变化。一般轻搭脉弦，刚刚摸到脉动为浮取；逐渐加力下按脉管而又不阻断血流为中取；将脉管按到骨面，甚或截断血流的力度为沉取。这是将脉动分为三层而言，为脉学的入门操作。

当然，指力可在诸层面之间变换，脉学术语称为"举、按、寻"。寸关尺三部，每部脉各取浮中沉三候，就是脉学狭义的三部九候，脉学的三部九候有广义和狭义之分，广义的三部九候由于其复杂性这里不做详解。

寸关尺模式在《内经》《脉经》时代就定型成熟，《素问·脉要精微论篇》云：尺内两旁则季胁也，尺外以候肾，尺里以候腹中。附上左外以候肝，内以候膈，右外以候胃，内以候脾。上附上右外以候肺，内以候胸中，左外以候心，内以候膻中。前以候前，后以候后。上竟上者，胸喉中事也。下竟下者，少腹腰股膝胫足中事也。《脉经》：寸主射上焦，出头及皮毛竟手。关主射中焦，腹及腰。尺主射下焦，少腹至足。脉学的"上竟上，下竟下"原则至今已历经两千多年的实践验证，其正确性是无疑的。

寸口脉还有一种浮中沉模式,也对应人体的上中下部位。《难经·第十八难》:"上部法天,主胸以上至头之有疾也;中部法人,主膈以下至脐之有疾也;下部法地,主脐以下至足之有疾也。"这种模式的优点是有利于提取脉象的动态信息,脉动是一个波,人体或动或静,波动有时变化较大,浮中沉模式反映脉象即时信息较快。

在寸关尺模式中,头在寸,尾在尺,人体好似躺在脉管中。而在浮中沉模式中,人体是站立在寸口脉管中的,浮取是上焦脏器,中取为中焦脏器,沉取是下焦脏器。

脉象三部九候法将人体分作每侧九个部分,两侧共十八部分。当然这是按照中医脏腑划分,伴随现代医学解剖知识的普及,寸口脉脏腑定位渐趋细致化,比如有的脉象学派可以将脉分为多层,把人体在寸口脉中网格化,走向微观脉学。

对于浮中沉诊脉模式,浏览当代金氏脉学的论述,给人以异曲同工之感,金氏脉学以定位精确著称,基本按照解剖学定位,其可贵之处是这种脉学模式出自实践的碰撞而非理论推导,金氏将脉动视作一个正弦波,将一个脉动分解为三段和若干脉点,并将诸多脉点与组织器官对应起来,认为脉点与机体脏器的对应规律反映脉搏和机体的生理病理变化,有其病必有其脉,有其脉必有其病,就像有烟之处必有火,一一对应,息息相关,脉搏波携带脏器定位及其径向深度的信息。金氏按照浮中沉模式定位人体脏器,大致来说,膈肌之上的脏器对应于脉搏波上升支,膈肌以下脏器包括下肢位于脉搏波的下降支。躯干部腹侧体表或靠近腹侧体表的组织对应于浅层,向后依次为中层、深层,骨组织多对应于底层。亦即浅层脉动对应体表组织;中层脉动对应气管、心包、胆、胃、大肠、脑膜等部分内脏;深层脉动对应心、肺、肝、脾、直肠等部分内脏;底层脉动对应骨组织、骨髓。这些定位符合中医学升者为阳,上部为阳;降者为阴,下部为阴,也符合脉分轻重的原则。《难经·五难》曰:初持脉,如三菽之重,与皮毛相得者,肺部也。如六菽之重,与血脉相得者,心部也。如九菽之重,与肌肉相得者,脾部也。如十二菽之重,与筋平者,肝部也。按之至骨,举指来疾者,肾部也。故曰轻重也。随着指力逐渐加重,对应的脏腑器官密度越来越高,位置也越来越深入。

由于脉点和脏器的对应关系,使用脉诊能够得出病变的具体部位,脉学在中西医之间搭建起理念融合的桥梁。

第四节　五脏脉与缓临水宫

五脏本脉

五脏在脉象中不但有各自定位,且各有本脉。《慎斋遗书》认为:肝属木,木直而长,弦之象;心属火,火之形浮散而起,故其脉洪;脾属湿土,其脉缓;肾主水,其脉沉;肺主金,其脉浮。简要地说就是肝弦,心洪,脾缓,肾沉,肺浮。

五脏平脉与病脉

《素问·平人气象论篇》:"夫平心脉来,累累如连珠,如循琅玕,曰心平,夏以胃气为本,病心脉来,喘喘连属,其中微曲,曰心病。死心脉来,前曲后居,如操带钩,曰心死。

平肺脉来,厌厌聂聂,如落榆荚,曰肺平,秋以胃气为本。病肺脉来,不上不下,如循鸡羽,曰肺病。死肺脉来,如物之浮,如风吹毛,曰肺死。

平肝脉来，软弱招招，如揭长竿末梢，曰肝平，春以胃气为本。病肝脉来，盈实而滑，如循长竿，曰肝病。死肝脉来，急益劲，如新张弓弦，曰肝死。

平脾脉来，和柔相离，如鸡践地，曰脾平，长夏以胃气为本。病脾脉来，实而盈数，如鸡举足，曰脾病。死脾脉来，锐坚如乌之喙，如鸟之距，如屋之漏，如水之流，曰脾死。

平肾脉来，喘喘累累如钩，按之而坚，曰肾平，冬以胃气为本。病肾脉来，如引葛，按之益坚，曰肾病。死肾脉来，发如夺索，辟辟如弹石，曰肾死。"

这是《素问·平人气象论篇》对五脏正常脉象和异常脉象的论述，依照"平脉""病脉""死脉"，渐次加剧。结合寸口脉五脏定位可以看出，以脉象诊脏腑有整体和局部两种方法，涉及对中医理论的领悟应用程度，中医藏象学说是虚实相合的，是基于生命活动的功能与结构的辩证统一。先贤周慎斋认为：凡看病先认定本部脉形，若兼见别部脉形，或从所生来者，或从所克来者，以五行之理推之，断病无差矣。他在《周慎斋遗书·卷二·望色切脉》中，以脾脉为例，巧妙综合了寸口脏腑定位和整体本脉两种方法，"缓为脾之本脉。缓而有力为太过，缓而无力为不足。若脾部见弦脉，为木乘土位，中气不足所致，是从所不胜来，为贼邪也。若见沉细，是水反侮土，从所胜来，为微邪也。见短涩是火克金，从后来为虚邪也。若见洪大是火生土，从前来为实邪也。"每一部脉恪守本分，不得僭越，脾脉本来的样子是缓，如若缓而有力或缓而无力，皆失中道。右关脉见"弦""沉细""短涩""洪大"都属五行失序。

寸关尺六脉失序、失和具有重要的临床意义，如《慎柔五书·卷一·师训第一》用了一个脉学名词"缓临水宫",详述为"尝见老人冬月体倦、少食、畏寒、右寸短、左关陷、两尺缓长或左尺微陷,立春加病,春分死,未有能延至立夏者,金败水枯,木无所生也。两尺缓长,所谓缓临水宫也。"

肾脉本脉为沉,平脉如钩,按之坚,倘若出现尺脉缓而长,或浮或下陷,当慎思细辨。周氏解释缓临水宫的机制为:"凡诊老人及病人,六脉俱和缓而浮,二三年间当有大病或死,何也?脉浮则无根,乃阳气发外而内尽阴火也。阳衰于外,阴竭于内,即洪缓而按之无一条者也,最忌喘促、泻利与彻夜不眠、饮食日减、四肢无力等证。"归根于阴阳,阴尽而阳浮,太极要被打破,两仪分离在即,此时的应对措施是急用保元或建中收敛阳气于内,治疗后若出现虚脉,或弦或涩,才是本来该有的脉象,"宜照脉用保元助脾之剂,脉气待和,病亦寻愈,寿有不可知者。"脉和方可祛病延寿,同时也是脉象的指导原则之一。

第三章

拓展脉学思维

第一节　脉如其人

　　学中医,诊脉象。临床上摸的脉象多了,会发现脉象在指下诚可谓"变化万千",人与人之间的脉象有时会相差巨大,就像人分男妇肥瘦、长幼妍媸一样,甚至有过之无不及,如此多姿多彩的脉象如何来描述呢? 脉学生涯,每每抬起诊脉的手指,凝望远方,时常感愧自己心痴而愚钝,才疏学浅,言辞苍白。干脆以脉喻人,慢慢地,心里就产生出"脉如其人"的念头,果真"脉如其人,其人如脉"吗?

　　十几年的探索,可以说此观点作为诊脉的基本原则是成立的,不妨将之设定为我脉学思想的主旨,同时也是一个命题,毕生穷尽才思去求证它。生命是一个有机整体,局部的组织器官组成人的整体,局部要服从整体,又可以反映整体。局部是隶属于整体的局部,是具备某种整体形态特性的局部,而不会是"任意"的局部;人的生命活动作为整体寓于局部组织器官之中,整体具有每个局部单独不具备的形态功能,这些基本原理对于脉学而言是适用的。

　　脉学的门径使人忍不住去思索，像参禅、像悟道，欲辨明其中的究竟。"脉如其人"，纷繁复杂的脉象来自人的生命运动，就像面前的人一样，形神俱全，是众生相通过寸口脉这个窗口折射出来而已。

　　可以看出，无论是理论思维还是现实中的体会，都有一个强烈的感受呼之欲出，二十八脉的模式容量有限，不够用了。也许古代先贤们没有更加丰富的语言和物理量来描述脉象，也许二十八脉代表的经典脉象分类，文字背后要表达的内容还有许多，也许古人列举二十八脉的初衷只是想做一个示范，希望后学能够举一隅而三反。中国文化让你看到的似乎只是一个，而这一个其实是套在境界里面，领悟到了就是一套，不得要领，获得的就只有现实中这一个。这有些像禅宗思想的悟性学，有渐悟、顿悟的过程，若要学好中医，尤其是在脉学领域，十分讲究作为研究者主体的人对事物的领悟能力，即悟性。可谓悟到一层就有一层的境界，考察诸般中国传统文化之中，谈论悟性较为系统深入者，禅学属于其中之一。禅宗思想简洁而潇洒，它强调修行要直接用"心"来领悟佛陀的思想，讲究刹那间贯通心灵，明澈顿悟佛法。禅宗主旨被概括为："不立文字，教外别传，直指人心"。遵从独立性原则，"大器者，直要不受人惑，随处做主，立处皆真。"认为纠缠于外物会迷失自性，失去禅学本真。我们有幸在脉学典籍中找到一些脉学心法颇类禅宗，如张路玉在《诊宗三昧》中说："诊切之法，心空为宗。得其旨，言下可了。不得其旨，虽遍读五车，转增障碍"。就是说脉学到达一定阶段应当做到抛弃文字限定的具体脉形，活泼应用。例如散脉，滑伯仁在《诊家枢要》里说："散，不聚也。有阳无阴，按之满指，散而不聚，来去不明，漫无根底,为气血耗散,腑脏气绝。在病脉,主阴阳不敛"。对此散脉的论述,无形可表,有意可言,全靠精神领会,否则很难理解脉管搏动怎会有如此多的花样。这种描述就是脱离脉象的具体形态,不著相,意思欣欣,活活泼泼,需要从文字描述中领会其精髓才好掌握。仿佛观江河山海之壮丽,非身临其境,无法道尽自然的鬼斧神工,落在游记中的文字再优秀也代替不了亲身感受。这与讲求悟性,崇尚实证体验的禅宗思想是相通的,不落形而下,尊重活生生的现实,过多的依靠理论,过多的逻辑思维,并非入门正途,禅意"如人饮水,冷暖自知"。脉书条目都是指月之举,周学海在《脉义简摩·自序》中感慨道:"故吾谓脉学出而脉法坏也","察脉贵在察神,不可泥形也。"我把禅宗的宗旨变一下说法,使之更符合脉象的研究思路,学脉应当如是:用脉直指人心,以脉印心,以心印脉。

既然"脉如其人",人是一个整体,脉也相应是一个整体,如何才能拓展脉学思维、开阔脉学视野,设法分解脉象信息,解开脉学之谜呢?

脉如其人,其人如脉,是说脉象属于复杂性、非线性事物,解读脉象要像看人那样全面而整体,对脉象、对人、对临床疾病都有足够的了解,两边的功夫都做足,然后才可以人脉互参。形气两旺的人却有一个虚脉,其中就藏着病理因素,有是病则有是脉,与病相宜为顺,不相宜为逆。故《脉诀汇辨》说:"表病见表脉,里病见里脉,实病见实脉,虚病见虚脉,阳病见阳脉,阴病见阴脉之类,皆顺而相宜者也;反之则逆。逆顺一分,而病之吉凶从可推矣。"

第二节　脉象的升支和降支

仔细体会脉象,可以感到一个完整的脉动是由升支和降支两部分组成的,我们通常摸脉感觉到的大多为升支的某个部分,这是由于脉动的升支持续时间长,扩张有力,且逐渐递增,较为明晰可查,而降支持续时间虽然不短,可是力度递减,相对而言不够清晰,所以中医脉学认为升支属性为阳,降支属性为阴。先贤们认识到脉象可以区分为两部分,如《诊家枢要》认为脉象可以分为"来"和"去","来者,自骨肉之分而出于皮肤之际,气之升也。去者,自皮肤之际而还于骨肉之分。气之降也。"脉象由内而外的过程为"来",是气机在升发;脉象由外向里的过程为"去",是气机在沉降。《医旨绪余》则不仅察觉到脉象有"来去"的不同,并且观察到来和去有时并不对称。例如夏季时令的钩脉,夏脉如钩,钩子的模样就是本体大而末端小,就像夏脉的"来大去小"一样,"夏脉钩者,是阳极而阴生也。夫钩本大而末小,夏至一阴生,夏月六阳之气尽升,其脉来大而去小,故曰钩。"钩脉因"阳气尽升"而脉动升支和降支出现不对称,来大而去小。

我们暂且将脉象升支分作三段,起始段、中段、上段。起始段主要代表心脏,许多心阳不足者,或冠心病患者,脉搏起始段无力,脉象来势缓慢。升支的中段代表胸腔的肺脏、气管、纵隔等组织器官。有一年冬天,一个男高中生因为咳嗽数日来诊室,脉象升支中段有明显的涩感,而起始端和上段都没有这种指感,于是我开单让他去查个透视,结论是急性支气管炎。看到检查结果,我叫住他,反复诊脉,记住了这个较为典型的脉象特征,这个举动令陪同而来的同学困惑不已,等说明了情况看他们出了诊室门,听见俩孩子在走廊议论:"还以为患了什么大病……"

脉动的升支主人体上部供血,脉动降支主人体下部供血。人是直立行走的动物,人体的制高点就是头部,而脑部对气血的需求非常旺盛,占到全身血供的四分之一,那么很明显,头部的脉象定位应该在脉动的升支,并且是最有力的时刻,即升支的最高点,升支的斜率是衡量机体阳气状态的指标。

人体上部为阳,下部为阴。人体下部气血壅塞时,脉象降支就相对增强,出现升支与降支对等甚至降支显著的情况,下焦水湿壅盛,如下肢凹陷性水肿,腹水,妇女月经淋滴不尽,盆腔炎湿热带下,腰椎间盘突出压迫坐骨神经疼痛麻木,前列腺增生肥大,腿部丹毒、臁疮不收口或带状疱疹等,都容易使气血聚于下焦而导致脉象的降支增强,出现来小去大的脉象。

升支和降支既然归于阴阳,隶属于中医范畴,就不仅有定位的功能,还具有临床辨证意义。

《医道还元》说:"来长去短,阴海泉涸何疑。去疾来迟,阳关气亏莫错。"并对来长去短,去疾来迟的脉象,从形态、病机角度作出解释,"来长去短,乃因脾土假实,有萤惑之火挟入其中,而气未至于亏,所以其来也,自下而上,神情亦似长,殊不知一察其去而病根自见。"此处的来势虽长,却是假象,是夹杂了火气的缘故,所以是"似长"而非真长。

"去短者,乃脉之应指时,神情一到,即伏如蜻蜓点水,此种微妙,世人罕之。所以然者,皆因阴海中精损,故有去短之象。去疾者,乃脉之一到而即不见,绝无神情之可玩,较之去短更速。"去短与去疾是程度的不同,去疾比去短更加迅速,都是阴亏之象。

"来迟者，乃脉之自下而来，其神情有欲来不遽来气象，非特减至数，乃谓迟也。减至数，何人不晓，若减至数，则病大矣。迟字之义。必究到其来之神情方尽。其神情似病鹤飞一般，皆由阳气亏损。"来势延迟，从欲来不来之势到脉象至数的不足也分作两个等级，属阳气亏损程度不同的缘故。

第三节　脉象的振动成分

脉象与脉动不是一回事。

脉动是一个波，其原动力来自心搏，从心脏传递到寸口部位，脉搏波已经叠加了众多生命信息，所以在寸口部位感受到的已经不再是单纯的心跳，中医称之为脉象，这是很紧要的观点，因为中医认识到脉象的复杂性，一再强调寸口乃"脉之大会"，"五脏六腑之所终始"，"五脏六腑之气味，皆出于胃，变见于气口"。象思维引入脉学，将脉动形象化，不仅研究脉动本身，还要明了其指喻意义和意境，才称得上是脉象。

脉搏波可以分为两部分，心搏、血流等是一部分，携带基本的生命信息；还有另外一部分是脉搏波携带的振动成分，蕴藏着比较独特的信息，如心理状态，情感思维等高级生命活动。

接下来的问题就是如何剥离脉象信息。

脉搏波会产生振动，而这种振动分为低频率波和高频率波，脉学实践中一般对低频波描述较多，比如迟数、结代这样的分类，对脉象的高频振动成分关注不够，高频成分脱离具体脉象形态，更重视它给诊脉者带来的心理感受，是一种形而上的东西。如涩脉之中就包含了高频成分在里面，可以使用特定的指法提取出来。

　　脉搏波带动寸口血管搏动,同时会引起寸口脉周围相关组织产生共振,脉象中出现谐振波,这种共振是心搏的频率和寸口周围组织固有频率相等时的结果。谐振和共振是一种现象,是不同应用领域的不同名称而已。收音机原理就是谐振现象的应用,收音机调台时,就是在变动里边电路的固有频率。在某一点,电路的频率和空气中原来不可见的电磁波的频率相等就发生谐振,此时从收音机就可以听到声音信息,声音是谐振的产物。脉象的谐振波同样是有内容的,许多高等生命活动的信息调制在上面,就像电磁波可以加载音乐、朗读等信息,我们不能把注意力仅仅放在波本身而忽略它携带的内容。脉象的谐振成分引起的指感可以有形象,可以使诊脉者产生主观感受,内心呈现某种效应。其实这并不神秘,就像发动机,一个正常运转的发动机,发出的声音是协调的,而一个内部出现故障的机器,发出的声音是刺耳的、怪异的。同理,健康的生命,脏腑协调,气血和顺,其谐振波舒适而和畅。疾病状态,或生命走向极端,脏腑气血的频率亦是紊乱的,脉象的振动成分亦并失律杂乱。

　　作为能量的释放,脉搏波引起的振动应该是外散的,振动波波形像火焰,尤其是夹有愤怒、激动等情绪时,振动波透发出明显的能量,而有些阴性的心理状态,如忧愁、思虑、抑郁、感伤等,其振动波波形是内敛的,或者说是向内的。

　　2017年某日,一位27岁的男青年以胸闷,时伴胸痛为主诉来诊室,年轻人木形修长,气质文雅,脉象中血流稳定,不似心肌缺血。振动成分收敛,谐振静谧低沉,有些忧郁的指感。为情所困,情绪不良近两年了,一直没有走出失恋带来的心理阴影,无法振作起来,做事情打不起精神。脉弦而缓弱,寸虚尺长,脉气下行。阴木质而肝阳不开,与其体质有关,平时胃纳不佳,虽为成年男子而食量偏小,乃肝脾不和之故。所幸木兼水形,不做抗争,颇耐受这种静态,遂安心学业,小有所成,准备考博。阴木兼水,阳气不振之态又常常给他带来困扰,肾志不坚,行事优柔缠绵,学历虽高,治学却无所突破。针百会、印堂以升提阳气,开窍,灸命门、关元以壮元阳,内服白蔻15g、草蔻15g、砂仁15g、熟附子12g、桂枝12g、补骨脂15g、细辛3g、肉桂10g、黄芪30g、党参15g等药物,温养发散。

　　我对脉象的叙述方式中专门使用了一些语言词汇来表达对高频成分的感受,如滞涩感,苦涩感,煎熬感,挫折感等,固然需要熟练的脉学操作技术,平常更要注重“切脉体仁”的素养,仁者浑然与物同体,至仁则天地为一身,内心对脉象信息“麻木不仁”是不行的,会阻塞一些信息渠道。

第四节　脉晕现象

　　诊脉摸血管,摸到的感觉似乎应该多为管状形态才对,现实则不然,有时候脉象摸起来是成片在跳动,有时呈点状跳动,或者浮中沉依次摸起来出现大小、粗细不一的情况,脉象仿佛在变化,其重要原因是脉晕现象的存在。我们摸到的脉象不仅只有桡动脉血管,桡动脉走行在一个通道中,伴行的有诸如皮肤、皮下组织、静脉、筋膜、肌肉等,还要加上桡骨的支撑,这些因素都是构成脉动“晕”的成分,脉晕也相应地成为了脉象的一部分,是脉动成为脉象的主要因素之一。“桡动脉通道”好似搭建起一个舞台空间,让桡动脉担任主角在上面展示。

脉学先贤们虽不明寸口脉解剖,但同样发觉了脉晕现象,《读医随笔·卷一》:"单按细总按大者,是其脉体弦细而两旁有晕也。总按指下部位大,而晕亦鼓而应指矣。单按大总按细者,必其人血虚气燥,脉体细弱,而两旁之晕较盛也。食指灵,而晕能应指,名、中二指木,而晕不能应指矣。更有单按浮总按沉,单按沉总按浮者,其浮即晕也。"古人明确意识到脉体周围有脉晕伴行的现象,使脉象出现丰富多彩的变化。

脉晕有时候非实性改变,大多数是脉气团块,也就是气变居多。如颔下肿大的淋巴结,会在同侧寸上部位出现膨大的脉晕点;肠系膜淋巴结炎,会在关下、尺上出现脉晕点;脾胃气滞而胃痛,会在右侧关脉出现脉晕,使右关形态明显大于平常,而在六脉中显形。哺乳期妇女由于乳房胀大会在关上触到两个较大的脉晕,同理,乳腺小叶增生患者,日久不消散,也会在关上部位触到数个小的脉晕点。慢性疾病气变在先,形变在后,疾病入气分日久不解,渐渐成为有形有象的实变。急性损伤往往是形变在先,气变在后,如手术摘除脏器,许久之后脉象才跟随产生变化,出现相应部位脉晕的缺损。

有患者来咨询,说胆囊已经摘除了,还能服用消炎利胆片吗?消炎利胆片的成分是穿心莲、溪黄草、苦木等药物,用来治疗急性胆囊炎、胆管炎,有清热祛湿,利胆的作用,用于肝胆湿热导致的胁痛,口苦等。胆囊疾病有些是由于木气耗伤严重而胆郁,肝脏疏泄功能受阻,胆汁排出不畅,出现胆囊壁毛糙,有些日久硬化实变而成结石,更甚者木气太过而致衰竭。

李某,女,53岁,明水人。2017年4月1日初诊,主诉腹胀月余。平素喜胃痛。胆囊因结石1个月前微创术摘除。现证:口干,腹胀,自觉有气走窜,烦躁,二便调。高血压病史。

当日 B 超示:胆囊术后缺如,绝经期子宫。脉象为木行,整体浮。左脉浮,模糊不清;右脉沉紧,右关脉晕变小,与摘除胆囊右关。舌赤苔黄。处更年期,七七已过,任脉虚,太冲脉衰少,阴血不足,天癸竭,地道不通。木行多郁,易化热引起躁动,木旺克土,导致肝胃不和,出现胀痛。肝胆不利,湿热内生,病程日久出现结石。胆囊虽切除而中医病机的链条并未打破,故而从中医角度,病未解。处方:黄芩 12g,浙贝 20g,胆草 10g,石膏 20,木香 12g,麦冬 20g,瓜蒌 30g,佛手 12g,川楝子 12g,生地 6g,共 5 服,水煎服,日一剂。2017 年 4 月 8 日复诊,腹胀减轻。上方加苏叶 12g、桑叶 12g,5 剂,水煎服,日一剂,后来复诊时诸症皆减。嘱节饮食,调情志,告知病人虽已摘除胆囊,平素仍可服用消炎利胆片。

第四章

脉学与阴阳五行

第一节　阴阳学说在脉学中的体现

《素问·脉要精微论篇》说："微妙在脉，不可不察，察之有纪，从阴阳始。"阴阳概念之于古典哲学及中医学，其重要性是不言而喻的，《素问·阴阳应象大论》："阴阳者，天地之道也，万物之纲纪，变化之父母，生杀之本始，神明之府也。"阴阳蕴含着形而上的天地之道与天人之际的大法则，自然也渗透到形而下的脉学研究领域。"善诊者，察色按脉，先别阴阳。"脉象中的阴阳不是抽象概念，而是可以切实感受到的实实在在，平人脉象阴平阳秘，和合而牢固，病脉中的阴阳则出现错综复杂之状况。

脉象中的阴阳，中医典籍叙述很多，如：《素问·阴阳别论篇》："脉有阴阳，知阳者知阴，知阴者知阳。""谨熟阴阳，无与众谋。所谓阴阳者，去者为阴，至者为阳；静者为阴，动者为阳；迟者为阴，数者为阳。"《伤寒论·辨脉法第一》："问曰：脉有阴阳者，何谓也？答曰：凡脉大、浮、数、动、滑，此名阳也；脉沉、涩、弱、弦、微，此名阴也。"都是以阴阳为纲对脉象进行分类。

我认为欲通达阴阳学说,应当学着"感受阴阳",以脉象感知为主,贯穿阴阳学说,具体可尝试感受以下内容。

1. 阴阳的大小

万物各具一太极,具体到每个人的脉象而言,"脉如其人,人如其脉",宛若人有大小、高矮、肥瘦不同,阴阳也是分大小的。阴阳学说素以抽象而著名,若要深刻理解,要从根源上谈起,有所感受,有所体会为上。阴阳被称作两仪,而两仪来自太极,通过我们的体会,这个两仪是有规模的,也就是说阴阳是有大小之分的。人有先天禀赋的不同和后天环境的差别,意味着人体阴阳的大小是不同的,在脉象中很容易体会到这一点,禀赋厚者,阴阳俱长,阴阳俱厚,脉气敦厚,脉来去沉稳,形长而厚重,脉壁隆盛,脉象沉实。

禀赋不足者,脉象轻浅,形短而薄,脉浮而虚,来去飘飘,没有根基。禀赋薄,丹田浅,脉就浅,脉的高度与深度不足,脉来往幅度容纳不了很多东西。这种人往往呼吸也比较表浅,所以才会有"踵息"这样的提法,当然不是指用足后跟呼吸,而用来形容呼吸深度。

但应注意的是,脉幅度太大就会成为豁大脉象,反而露了虚象。

再者,脉中阴阳的大小与脉的长短还不是一回事,有些脉形虽不大,但短小精悍,小巧而灵动,有神气,乃阴阳俱足;而有些虽然脉形大长却僵直,笨拙无神,实乃尾大不掉。总之一句话,阴阳的大小看脉象的规模。

2. 阴阳的固密度

《老子》云:"万物负阴而抱阳,冲气以为和",阴阳抱合的紧密程度可以从脉象中体现出来,阴阳互抱如轮,运动不息,如同密闭的马德堡球体,紧密地吸引在一起,须臾不可分离,内在的吸引力即太极固密程度。在外体现为生命的质量,阴阳固密者寿,在长久的岁月中,耐发越,耐动荡,不容易产生离隙而分裂,也不易为邪所乘。

阴阳的紧密度,后天干预和治疗改变起来比较难,要下大功夫。两仪的固密度通过触摸几个脉动就可察觉到,传统脉象中有一个散脉,就是说明脉的固密度不够,阴阳涣漫不收,气血耗散,根本脱离。

着眼于阴阳的思路摸脉,一搭手摸到的脉象更像是太极图,感受到的是动态的阴阳,它们的长短及其运动状态是很明晰的。周敦颐在《太极图说》中说:"太极动而生阳,动极而静,静而生阴,静极复动。一动一静,互为其根。"阴阳就是在动静之间显露出来。周敦颐还说:"原始反终,故知死生之说"。回溯阴阳这个本源可预知生死。阴阳抱合有力,生命方可兴旺;抱合乏力,性命堪忧。有一年初秋,一个 62 岁的男子患白血病半年,化疗后归家调养,以胃口不好为主诉请中医会诊。据其家属介绍,半年前起病就是吃饭不行,治来治去,效果始终不好,最后确诊为白血病。诊视的时候,病人已经多日卧床不起,他那种脉象令人难忘,阴阳已经磨平了,扣不到一起了,抱合形散无力。这哪里是不开胃,而是阴阳要离绝了,是不好的预兆,结果到中秋节后就去世了。此种脉象如果归类的话,是否可以算做传统中医脉学所讲的"散脉"范畴尚需讨论。脉象就是在来去、至止,动与静的变化中体会阴阳。

阴阳运动的一个重要窗口是人的睡眠状态。睡眠体现阴阳升降出入开阖的情况,在藏传佛学中有以睡眠状态比附死亡时五蕴解体的学说,认为睡眠是一种小的阴阳运转,而死亡是阴阳大运转,所以脉象中可明确反映人的睡眠状态的优劣。两仪固密者睡眠深沉有质量,疏离者睡眠轻浅,易为外界声响惊醒,或似睡非睡,朦朦胧胧。

3. 阴阳的位置

阴阳运行,两仪轮转,阴阳之位的顺逆,有否错位甚或倒置,脉象可以体现出来。阴阳之本位,如果撇开内外卦因素,阳在上阴在下,取象似乎应该这样——☷,然而错了,在中国文化里面这恰恰弄反了天地阴阳的位置,这叫做"否",闭塞也,大往小来,天地交绝;上乾下坤,中存巽艮,风行山地之中,方欲扇扬万物,为艮所止,不能发,又无雷泽相应,山地之草木就燥,甲不能坼,秀不能实,壅遏不通。也就是天地反向,把灵动之气困在中间不得流通,能量在内部发越不出来,堆积不动,阻碍了天地之间的循环。

阴在上,阳在下——☰,被称作"泰",小往大来,朱熹注释说:泰,通也。天地交而二气通,故为泰。小谓阴,大谓阳。言坤往居外,乾来居内,中国传统文化在这里超出了一般认为的常态。上坤下乾,中存震兑,雷动泽施于天之象,物受其润,天地交泰,阴阳和畅,草木蕃盛。天地正位,阴阳正序,一气循环而万物生发。

为什么要这样?

因为阴阳是对立而统一的,互根互用,相反而相成。对此,《医原·阴阳互根论》说得比较到位:太极,阴含阳也;仪象,阳分阴也;阳不能自立,必得阴而后立,故阳以阴为基,而阴为阳之母;阴不能自见,必待阳而后见,故阴以阳为统,而阳为阴之父。根阴根阳,天人一理也。以定位言,则阳在上,阴在下,而对待之体立;以气化言,则阴上升,阳下降,而流行之用宏。也就是说,阴阳虽然各异,却不能"你是你,我是我",互不往来,而应该"你中有我,我中有你",气息相通,互包互含才行。

阴阳不交泰,中医称为心肾不交,水火不济,要引发口疮、失眠、过敏、噎膈等多种疾病。《不居集》列举出数种阴阳不同搭配的脉象:滑实在上,则阳中之阳也;滑实在下,则阴中之阳也。微弱在上,则阳中之阴也;微弱在下,则阴中之阴也。滑实在中则中热,微弱在中则中寒。

据脉调治就要寒因热取,热因寒攻,顺逆之法,从乎天地,本乎阴阳。

第二节 五行学说在脉学中的体现

一、五行概论

五行学说是中医学的重要指导理论之一,是构成整个中医基础理论的基石。五行最早的记载见于《尚书·洪范》,洪乃大也,范乃规范,洪范是指治理天下大的规范。周文王在"十有三祀"之际,即周文王建国后的第十三年,灭商后的第二年,拜访商朝旧臣箕子,共同谈论"彝伦攸叙",箕子论述洪范九畴时,第一畴就是五行:"五行:一曰水,二曰火,三曰木,四曰金,五曰土。水曰润下,火曰炎上,木曰曲直,金曰从革,土爰稼穑。润下作咸,炎上作苦,曲直作酸,从革作辛,稼穑作甘。箕子所叙述的五行显然是脱离具体物质的指喻意义,上升成为比较成熟的理论学说,对五行的叙述已经是"形而上"，脱离了五材学说，以体性辨五行，体就是形质，性就是功用。最初五行是指五材，如《左传·襄公二十七年》说："天生五材，民并用之"，五材指五种材料、五种基本元素，而五行学说的建立，由最初的五材走向五行，已经从元素说抽象为动态和功用，后来又形成了包括德行在内的五行大系，五行学说理论体系臻于完备。

五行学说博大而庞杂，在此重点就五行特性为主加以解读，对五行生克制化、五行大系等一带而过，不做详解。五行与阴阳关系密切，换言之，五行是阴阳的不同状态变化而已，故叙述五行要将阴阳纳入其中。

二、五行特性

古人认识到人的先天禀赋是偏的，五行不均而偏盛偏衰。《礼记·礼运篇》云："人者，天地之心，五行之端，是以禀天地五行之气而生，为万物之主，配二仪以为三才。然受气者各有多少，受木气多者，其性劲直而怀仁；受火气多者，其性猛烈而尚礼；受土气多者，其性宽和而有信；受金气多者，其性刚断而含义；受水气多者，其性沉稳而多智。五气凑合，共成其身。"

基于五行特性，我们可以引申出五行脉象：木脉曲直，火脉炎上，土脉敦厚，水脉润下，金脉从革。

五行是阴阳二气生、长、化、收、藏的不同形式，随着每一行所处阶段，阴阳的变化也不相同，五行可以再各分阴阳，如木可以分为阳木和阴木，金可以分作阳金和阴金等。

1. 金脉从革

金属于阴质，是一种特殊材质，过去来讲是很重要的生产材料，"从革"突出的就是这一点，有了金属，可以制作青铜器乃至铁器工具,人类从此告别石器时代,进入新的文明阶段。此处的五行之用,强调的是其功用,从革之性指如此上佳材质,堪以锻造和塑造。而金来自于矿藏,也就是土化。土来自火,这没有疑义,矿藏是火山熔岩形成的。金经过火热的作用,阳气运动趋于平静,熔化进了材质中固定下来,叫做"成物之所"。物成凝强,所以金以强冷为体,从革为性。以此可以想见金形脉象属于少阴,清冷,摸上去不会很温热,一般较少躁动,经常安安静静,脉形较小,有良好的控制力。金对应肺脏,主义。

关于金生水,不能简单认为用金属加热可以变成液态或用金属挖掘可以得到水源。要上溯到理论的源头,郭店楚简《太一生水》篇说:"太一生水,水反辅太一,是以成天。"《周易·易传》云:"天一生水,地六成之",一是生数,六是成数,《尚书·洪范》确立的次序,一就是代表水。而肺气通天,人体通过肺脏与天气相通,人如果自身的水不足,要假道肺金从"天一""太一"得到滋养。且少阴之气温润流泽,流津而销金亦为水,所以山云而从润,故金生水。

一般而言,阳金谨慎,冷静,内敛,而阴金精于计算,不免刻薄,冷峻。

2. 水脉润下

水的特性是润下,滋养,滋润,柔弱而随圆就方,势下行。火极似水,水极似火,切记水中含火。火在水这里是沉潜状态的,阳气完全闭藏起来了。水为坎,坎中满,阳气包在阴气中间的样子,故而水火是包容对立的,而非隔绝的,否则即是死水,死阴。

水脉润下,水行润下脉来沉,筋骨之间软滑匀。水形脉象沉潜宁静,指感润泽灵动,人智慧。过之则容易湿盛,肿满,再就是善变化,不容易坚持。水对应肾脏,主智。

阳水润万物而谦下,"善利万物而不争";阴水湿渍漫肿,且易随行就势,缺乏原则性,不免卑微。

3. 木脉曲直

木乃少阳,其性生发,向上舒展,阳气升发。木居少阳之位,春风和煦,弱火伏内,温柔为体,曲直为性。木生火不是指火都是木头产生的,而是指有了阳气升发之象才是产生火的前提。火在金那里是收敛的,阳气藏在质中,含在材质中了,在木这里,火已经出头了,显象了。木形思维敏捷,有时多愁善感,情商高,多感触,多感怀,容易触景生情,富于艺术气质。过之则多思多虑,情绪化,不耐受打击。不要说刻意的攻击,就是没有伸展空间,受到压制,亦会产生较强不适感,刻意打压则身心并损。木应春气,和煦温柔,弱火伏其中,故木以温柔为体,曲直为性,如树木枝杈纵横,伸向天空。木对应肝脏,主仁。所谓"麻木不仁"即是指对刺激的迟钝,冷漠不知。木形好仁,对自己,对周围环境,对外持有较敏锐的感知态度,且往往带着一种感情色彩,比较感性一点,这样就会思维敏捷,悟性好。

阳木才思敏捷,风雅爽快,才华横溢,阴木焦虑多思,性情缠绵,易优柔寡断。

4. 火脉炎上

火是太阳之位,炎炽赫烈,明热为体,炎上为性。火为阳气盛满之象,有热量,有能量,阳气在此处向上、向外,得到发扬。

火形脉象,《医道还原》形容作轻清流利,活泼异常,其状则如燕之飞。好动不居,充满活力,走到哪里都容易带动气氛。火对应心脏,所以火旺太过,劳伤心气,容易有高血压倾向,容易罹患心脑血管病。心主礼,不是揖让周旋之礼,而是制度。

火形阳气紧,体质强,有干劲,有闯劲,善开拓。对于火形脉之人,要提醒他们,防止火太旺克乘他脏,伤害相关脏腑,并且阳旺阴伤,要提醒其固护阴液,整体考虑以作长远打算。

阳火光明温暖,自强不息。阴火涌动,燥动焦灼,伴生暗疮留注。

5. 土脉敦厚

土爱稼穑,稼穑是农事的总称,春耕为稼,秋收为穑,即播种与收获。土性敦厚,主承载长养万物。土形中阳气渐衰而阴气渐长,故而土形沉稳居中,总于四行。土形乃积尘为实,积则有间,有间故能够含容,所以土以含散持实为体,稼穑为性。土在四时之中,处季夏之末。

土长养承载,土形脉象管壁厚,脉来沉实厚重,脉位居于中下层,血流稳定,躁动少。土行的好处是诚信可靠,安稳忠厚,过之则容易迟钝、缓慢一点,不敏锐,且不容易变通。土对应脾脏,主信。

阳土敦厚稳重,有担当;阴土僵硬、死板,缺乏灵气而不解事理。

人生来都是五行不全的,各有偏盛偏衰。通过以上对五行特点的分析可以看出,不同的体质特点会造就不同的脾性与疾病倾向,如木性多躁多郁,易性急升阳动火,须常有水润方得柔软。天生"短板"带来许多疾病,有时会导致"夭折""卒变"的不良后果,令人痛心疾首,其实原本都是可以预防的,故而老子云:"胜人曰有力,自胜曰强。"通达五行特性无疑是自知自胜的有力武器,若从幼年时期懂得"修五行",以平为期,必将获益终生。

需要指出的是,以上对五行特性的论述是纯粹性、理论性的,临床上所见还是兼行较多,如木行兼火,火行兼土等,两行相兼甚或数行兼有,都是可能的,与后天培养塑造的变化有关。对五行气质,脉象的演化看似人性,实乃天性所致,是阴阳二气运化的结果。

第三节　五行的实质

五行学说的实质一般认为属于本体论,它将世间万物归结为五种基本元素,所以《五行大义》说:"行言五者,明万物虽多,数不过五。"但是从三分法来看五行,实质是在讲事物之间的关系,是基于生与克的上下行关系。实际上事物及其上下关系,归纳到底仍然是"三",即:①上行;②事物本身;③下行。

由于生克是两条线,生是一个体系,克是一个体系,共为六,去掉重合的事物自身,即为五。故而五行之"五"不是随便命名的,也不是凑数,是事物自性与事物之间关系的高度概括。《尚书正义》云:"言五者,各有材干也。谓之行者,若在天,则为五气流行;在地,世所行用也。"五材只是五行学说的一个方面,"五气流行""世所行用"更能代表五行学说的本质。

以金为例,上行关系是土生金,下行关系是金生水,于是就有了土、金、水三行;那么,由于生克是两条线,另一条线是克,金的上行,火克金,金的下行,金克木,就有了火、金、木三行,去掉重合的金,五行俱全。

透彻一点看,生我,我,我生,构成三极;克我,我,我克,构成三极,仍是使用三分的方法,五行之中藏着三分之道。

三分与五行的共性还在于它们展现的世界观是中和态的,没有极致,没有绝对强者,众元素互生互克,共同组成和谐的整体,每一行遵守中道,不可太强,不可太弱。五行的整体性表现为一种平衡关系,强调中态,五行之中,木火属阳,金水属阴,土为中性;在功能上火温热、上升,水滋润、下行,水火相对;木升发、生长,金变革、肃杀、收敛,金木形成一对,而土生化承载,调和,为中性,中和四行,称作"土载四行"。

天非尽善,人无尽美,并且人与动物的本质区别是人是社会人,人总是生活在社会中,也只能生活在社会中,生活在与其他人和团体结成的"网络"中,五行特性及其生克制化辩证关系即是对这类复杂关系的理论提炼,使人理性认识自我,处理人与物,人与人之间的关系以达到中和。

上面这些是我基于辩证法三分之道,用三极的方法思考阴阳五行及其之间关系的一种思辨,那么有无旁证呢?西北大学孟凯韬教授从数理角度也做出过类似的论述,孟凯韬教授是"哲理数学"科学家,受到过钱学森先生和数学泰斗苏步青的指引,他的研究结论为"两个系统要素的个数虽然不同,但作用机制则无二致,因此,阴阳学说与五行学说合璧乃是发展之必然。"

附:

阴阳系统是个 2 元系统,两个要素之间既是相互牵制、相互约束的,又是相互促进、相互资助的,因而能使系统保持动态平衡,五行系统是一个5元系统,每个要素都与4个要素发生相互作用,其中既有生它的又有克它的,既有它生的,又有它克的,其他要素生它使它强度增大,其他要素克它,则使它强度减小;它生其他要素使它强度减小,它克其他要素,则使它强度增大,因此,各个要素在和其他要素互相作用过程中,在正常情况下,都能保持动态平衡,这意味着,不论是阴阳系统还是五行系统,都具有自我修复的自组织功能。反之,如果一个系统的要素异于2和5,那样与每个要素发生相互作用的要素不是少于4个就是多于4个,因而其他要素生它的力量与其他要素克它的力量、它生其他要素的力量与它克其他要素的力量很难保持动态平衡,可见要素的个数为2或5是系统具有自组织功能和保持动态平衡的必要条件,当系统中要素的个数异于2或5时,虽然在一定的条件下,有时也能保持动态平衡,但这种平衡很难持久。在五行系统中,每个要素与4个不同的要素具有"生它""克它"和"它生""它克"的关系;系统能否保持平衡取决于各个要素所受到的一对性质相反的作用和给予其他要素的一对性质相反的作用是否平衡,在阴阳系统中,两个要素之间具有"生它""克它"和"它生""它克"这四种关系,系统能否保持动态平衡也取决于这两对性质相反的作用是否平衡,可见,两个系统要素的个数虽然不同,但作用机制则无二致,因此,阴阳学说与五行学说合璧乃是发展之必然。

第四节　六脉归五行

依照中医观物取象、据象类比、据象类推的取象思维模式,寸口左右六部脉归类五行,各有其五行属性,六部脉之间生克制化相互影响,是一个整体。

清·李延昰在《脉诀汇辨·卷一·脉位法天地五行论》中说:"人配天地,而称三才,人身俨然一小天地也。"脉象合于五行,"北方为坎,水之位也。南方为离,火之位也。东方为震,木之位也。西方为兑,金之位也。中央为坤,土之位也。试南面而立,以观两手之部位。心属火居寸,亦在南也。肾属水居尺,亦在北也。肝属木居左,亦在东也。肺属金居右,亦在西也。脾属土居关,亦在中也"。这是寸口脉五行配置。

以五行相生之理看寸口脉,"天一生水,故先从左尺肾水生左关肝木,肝木生左寸心火。心火为君主,其位至高不可下,乃分权于相火。相火寓于右肾,肾本水也,而火寓焉。如龙伏海底,有火相随。右尺相火生右关脾土,脾土生右寸肺金,金复生水,循环无端,此相生之理也"。

以五行相克之理看寸口脉,"相火在右尺,将来克金,赖对待之左尺,实肾水也。火得水制,则不乘金矣。脾土在右关,将来克水,赖对待之左关,实肝木也,土得木制,则不侮水矣。肺金在右寸,将来克木,赖对待之左寸,实心火也,金得火制,则不贼木矣"。

按照五行相克,右手三部脉皆受到左手三部克制,但是左手三部也并非不受制约,"右寸之肺金,有子肾水可复母雠。右关之脾土,有子肺金可复母雠。右尺之相火,有子脾土可复母雠。是制于人者仍可制人,相制而适以相成也。此相克之理也"。可以看到六部脉是动态整体,生克制化不是单向的,而是如环相扣,像链条似地串在一起。五行系统若要保持正常有序,须各方均衡而不可过极,金水木火土遵守各自的本分而不可僭越,无论哪一行失于中和,都将引起自身乃至周围关系的失衡,需遵循"中和"之道。

由于六部脉之间存在生克制化关系,遇到某一部脉不显现,有时并非脏腑气绝,而是受到过分的克制而脉气不出,比如明·缪希雍《先醒斋医学广笔记·卷二》记载太学顾仲恭脉案即是如此,顾氏遭遇家庭变故,患病在床,其脉左手三部平和,右手尺寸无恙,独关部杳然不见,他医认为这种脉象"旦晚就木,可速备后事",缪希雍分析认为病人形色虽尪羸,但是神气安静,征询乃知有拂意事,恼怒异常,遂断为"此怒则气并于肝,而脾土受邪之证。《经》云,大怒则形气俱绝,而况一部之脉乎!"不足惊怪,预测病情会出现黄疸而减轻,"第脾家有积滞,目中微带黄色,恐成黄疸。"两三日后果然遍体发黄,"服茵陈利水平肝顺气药,数剂乃瘳。"

六脉归于五行提示我们临床遇到某部脉象失于中和、失于常道,不可仅从一脏自身想问题,六部脉是一个有机的系统,要注意其整体性、复杂性,视前后上下关系再定病情。

第五章

常见脉象及其解析

第一节　诸脉形象及主病

脉象种类繁多,从《内经》《难经》建立起经典脉学体系,到《脉经》归纳为二十四脉,再到后世《诊家正眼》《濒湖脉学》等将脉象分为二十八种左右,数量有所增减,主干性内容没有大的变化。此处不去泛泛而谈,做罗列式解说,而是结合具体脉象,从形成原理,性状与主病,提纲挈领地加以介绍。

所谓纲领就是用虚实衡量体质和正邪对比;浮沉区分外感内伤;滑涩观测气血流通状况;升降定气血上下往来程度;缓紧察阴阳二气的状态;清浊评血质;长短定阳气收放程度;结滞看气血流通状况,等等。

一种脉象为单脉,两种以上为复合脉,临证有时会一病兼数脉,或一脉兼数病,尚有相类脉象的鉴别,先掌握单脉特征和主病,逐渐到复合脉象分析应用阶段,循序渐进。

脉象种类及形象,以我国现存最早的脉学专著《脉经·脉形状指下秘诀第一》所归纳的二十四脉为底本,《脉经》不载者,参以其他脉学著作。

1. **浮脉**

《脉经》:举之有余,按之不足(浮于手下)。

浮脉被形象地喻为"如水漂木",意思是说,浮脉在浅层,其势是向上、向外的,即使加力将其按压下去,仍然会浮上来,打比方说,摸到浮脉时感觉好像有东西从里面向外走似的,这才是浮脉的真意所在。

浮脉主表。《濒湖脉学》认为,浮脉法天,有轻清在上之象。在人为肺,又谓之毛。

邪风之至,疾如风雨,善治者治皮毛。中医学认为人体周围布散着表卫之气,弥散如防卫圈存在。卫气剽疾滑利,不受脉管约束,走行于脉外,属阳,又称卫阳,昼行于阳,夜行于阴,护卫机体不受外邪的侵袭,温养肌肉皮毛,调节腠理开合和汗液的排泄。当外邪侵袭机体,表卫之气会奋起抗击,气血趋表而呈现浮脉。外邪打击人体防卫圈。古谚云:风中则浮,气中则沉。外感而脉浮是机体遭遇外邪侵袭,人体正气趋表护卫的天然反应,如同一个国家遇到外敌侵略要调动武装力量御敌于国境边防一样。

浮脉的另外一个层面是主虚证,故《濒湖脉学》说"三秋得令知无恙,久病逢之却可惊"。无力而浮为血虚,指正气收敛不住,沉潜不能,多为体质虚弱或久病等,故而摸到浮脉宜汗、宜补,不宜下。

2. **沉脉**

《脉经》:举之不足,按之有余(一曰重按之乃得)。

沉脉轻取不明显,重手按至筋骨乃得,说明阳气不在上,不在表,而在下、在内,隐而不见。《濒湖脉学》认为沉脉法地,有渊泉之象。在人为肾,又谓之石,亦曰营。摸到沉脉宜温,不宜汗。主病诗云"沉潜水蓄阴经病",曾诊一中年男子,下肢凹陷性水肿十余日,心下痞,微喘,小便正常。脉沉,尺伏,数。血压 160/120mmHg。腹部彩超示:大量腹水。心电图:窦性心动过速,122 次/分,$V_1 \sim V_4$QS 波、T 波改变。胸透:心影增大。此乃阳气式微,脉气为阴水所困,沉潜到底了,只剩下挣扎,于是颇能够理解"沉潜水蓄"之意。

浮脉与沉脉对举,主要是诊察机体与外邪的关系,有否感受外邪,外邪入侵的程度,机体抗力如何,是御敌于外还是邪气内陷,等等,这些就在脉象浮沉之间感受。

3. 伏脉

《脉经》:极重指按之,著骨乃得(一曰手下裁动。一曰按之不足,举之无有。一曰关上沉不出,名曰伏)。

比沉脉更甚,脉沉至极,那就是伏脉,极重指按之,到骨才能摸到。

热极脉伏,寒极脉伏,主痛,主水,主疝瘕。

伏脉与沉脉属于否极泰来,伏脉沉到底了,浮中沉皆不见,阳极似阴,物极必反,邪气内郁不得发越,脉气沉伏。或寒或热或郁要详加鉴别,相机处置,以脉出为和。

4. 实脉

《脉经》:大而长,微强,按之隐指愊愊然(一曰沉浮皆得)。

实脉举按均有力。愊愊然,坚实的样子,说明正气充沛,气血有余,无论浮中沉哪个层次都经得住考验。同时也主邪气壅盛,脉来结满,应指有力,艰劲有余。辨别之法,陈修园认为,指下清楚而和缓,为元气之实,指下坚硬不清,则为邪气之实。正气旺盛与邪气壅盛的指感是质的不同。

实脉宜汗,宜下,宜吐,不宜补。

5. 虚脉

《脉经》:迟、大而软,按之不足,隐指豁豁然空。

虚脉举之无力,按之空虚,乃正气不足,气血亏虚之象,宜补,宜温,忌攻伐。

虚脉与实脉对举,诊察机体禀赋的厚薄,正气充沛与否,在初按脉时就可以得出结论。

6. 涩脉

《脉经》:细而迟,往来难且散,或一止复来(一曰浮而短,一曰短而止。或曰散也)。

对涩脉形象一点的描述是"轻刀刮竹",形容脉往来不流畅的感觉。涩脉属阴,主气滞血瘀,精伤血少。

无论是经典脉学还是近年来兴起的微观脉学,对涩脉的研究都是一个很好的突破方向,因为涩脉中包含的内容实在是太丰富了。涩脉之涩点疏密决定涩感程度的不同,称作涩度;涩的内容也有不同,可分为气涩、血涩、脂涩、糖涩,等等。涩脉的指感里既包括像"参伍不调"之类的脉象低频成分,也包括"蹇滞涩涩"之类的高频部分,甚至可以说高频振动更容易引起涩感。

7. 滑脉

《脉经》:往来前却流利,辗转替替然,与数相似(一曰浮中如有力。一曰漉漉欲脱)。

滑脉往来滑利,如盘走珠,荷叶承露。

滑脉代表气血旺盛,如饱食之后会出现滑脉,就是食后谷气充盛所致。妇人妊娠,血脉双身,也以滑为盛,故而认滑脉为孕脉。滑脉还是痰脉,主有痰。

滑脉与涩脉对举,表征机体气血流通状况,有无气滞血瘀,从脉象滑涩可知。

8. 紧脉

《脉经》:数如切绳状(一曰如转索之无常)。

紧脉代表脉象的张力,可以脱离具体脉形来看。当然桡动脉是长条的管状,紧脉可以像绷紧的绳索那样弹指紧韧,但是这样描述容易与弦脉混淆。

人的脉象为何会紧?正常状况下应当是松弛的,保持适当的紧张度,之所以脉气出现紧张与其主病有关,紧脉一般认为主寒邪、痛证以及恐惧,而无论寒冷刺激抑或疼痛,都对人体产生一个迫切的要求,激励阳气奋起以应对外来刺激,这种应激状态即表现为紧脉,且刺激程度越强烈,脉象紧张度越高。

9. 缓脉

《脉经》:来去亦迟,小駃于迟(一曰浮大而软,阴浮与阳同等)。

缓脉是指脉象的从容感,而非快慢。《三指禅》比较重视缓脉,以缓脉为平脉,其他脉象皆归于病脉,说:"定清缓脉,方可定诸病脉;精熟缓脉,即可以知诸病脉。脉之有缓,犹权度之有定平星也。"

初学脉象或平常百姓会以脉象有力与否作为评价脉象的标准,而当明了缓脉之意后,脉学境界会为之一变。所谓脉中有神,这个神气恰恰不表现为力度。脉气当松则松,当紧则紧,平素又以包容含蓄为上,那些有力的脉象跨越了中庸之界,与《素问·五脏生成篇》确立的五脏所生之外荣及五色之见生死的原则是一致的。

缓脉代表有胃气,万物皆生于土,久病而稍带一缓,是有胃气,病尚可为。

紧脉与缓脉对举,反映机体阴阳二气的松紧程度。另外,缓脉是可以带来境界的一个脉象,望学者留心。

10. 弦脉

《脉经》:举之无有,按之如弓弦状(一曰如张弓弦,按之不移。又曰浮紧为弦)。

弦脉是一个形变为主的脉象,其形端直以长,如按琴弦状,比较容易辨别,主痛证、痰饮、疟疾和肝胆病。弦从木化,为木盛之病,通肝气,可阴亦可阳。

此处引入一个"脉脊"的概念,脉象的升支在指下会形成一个屋脊样的形态,呼为脉脊。

对于弦脉,我有一个体会是脉怕脊薄,脉怕脊尖,即是说弦脉摸上去像刀的刃面就不好了,因为这样的弦脉代表阴阳的脆弱,且阳气有升越之势,对外界事物敏感,容易受刺激诱发失眠、耳鸣或者过敏性疾病。

11. 芤脉

《脉经》:浮大而软,按之中央空,两边实(一曰手下无,两傍有)。

芤脉状若慈葱,摸到芤脉的感觉就如同摸葱管,浮大中空而软。芤脉特征性感觉是脉形顶部是塌陷的,顶部下垂,像年久失修的屋顶。说明这个人的阳气残败,不足以为自己支撑起一片上焦的天空,临床上虎背熊腰而现芤脉者并不鲜见。

芤脉主失血伤阴,脉乃血脉,气血之先,脉为血府,血亡则七神无依。

12. 洪脉

《脉经》:极大在指下(一曰浮而大)。

洪脉脉形较大,脉来去幅度大,气势张扬。不符合中庸之道,太过,是一个不可长久的脉,人的脉象不应当长时间出现洪脉,因为洪大脉的每一次跃动都是在消耗自身的阳气和阴液。

洪脉的形成或者是由于邪气侵袭扰动,或者是内有脏腑气机不平,气血激荡而成。要注意鉴别体会洪脉的虚实,洪大有力为实象,此时干预治疗用药可以相内外病机直折其势,或清里或发散外邪,防止过度而偏盛为病。

洪大无力是虚象,脉虽大,但形盛气衰,虚张声势而已,反为里虚。内在权衡不足,至令外象弛张,反衬虚象,此时滋阴降火,填塞内里,洪脉就能够安静下来,恢复到中和之态。

正常生理状况下,如跑动、快走、情绪激动等导致气血较强的波动,在未平复之前,摸到的就是洪脉之象。

洪脉对应心脉,心主血脉,主动,主开,脉象可以为洪,但是如果尺部的肾脉出现洪脉就不行了,肾主闭藏,藏精,左肾为阴,开泄不起。右肾为命门,出现洪脉就成了相火过于旺盛,要发生下消、下焦邪热等病症。

还有就是季节,洪脉应夏季,阳热亢奋。如果是深秋寒露或冬季,万物闭藏,人体阳气应该沉潜不露,不宜出现洪脉,因为此时的洪脉是一个"反季节"脉象,摸到它须加心留意。

13. 细脉

《脉经》:小大于微,常有,但细耳。

细脉指脉管细小,或脉细如线,但应指明显,属形变范畴,比较容易掌握,只是要注意仔细辨别,有的细脉是真实的阴血不足,气血衰少,形不足而细。有的却是脉气收敛过甚而致,再则长期思虑,用心过度亦会导致出现细脉。

细脉主阴虚,血少。细脉一丝牵,真阴将失守,精微物质不足以充血脉。

临证实践中有时细脉不见得弱,必须全面衡量,譬如有些心窄而焦虑气紧之人,脉细如线却似铁丝勒入肉中,见证头痛,脾气躁急,目赤,性尖刻,严厉者,我命之曰"失仁"脉。

14. 软脉

《脉经》:极软而浮、细(一曰按之无有,举之有余。一曰细小而软。软,一作濡,曰濡者,如帛衣在水中,轻手相得)。

软脉是脉体柔软无力,脉来亦如春风摆柳。

软脉主虚证,乃气虚,气血不足,震荡血脉无力而致。主阳虚,气血无力升发。

15. 濡脉

《脉经》曰:濡者,如帛衣在水中,轻手相得。

濡脉极软而浮,按之无有。浮而细软,主虚或湿。尺部濡,肠虚泄泻,下元冷惫。长时间腹泻,尺脉濡象。

《三指禅》:濡脉按须轻,浮萍水面生。平人多损寿,莫作病人评。强调濡脉要轻取,重视濡软的一面。

实际临床上的濡脉还是以脉管边界不清晰,与周围组织境界模糊来判断,代表水湿壅盛。

16. 散脉

《脉经》:大而散,散者,气实血虚,有表无里。

散脉按之而不实,指下散漫。散似杨花无定踪,主正气涣散不收。《脉贯》云:渐重渐无,渐轻渐有,明乎此八字,而散字之象恍然矣。

《诊家枢要》:散,不聚也。有阳无阴,按之满指,散而不聚,来去不明,漫无根底,为气血耗散,脏腑气绝。主虚阳不敛,尺脉出现散脉,主阳事不举或早泄。久病摸到散脉,一般是阴阳离绝之象。

17. 结脉

《脉经》:结脉,往来缓,时一止复来(按之来缓,时一止者,名结阳;初来动止,更来小数,不能自还,举之则动,名结阴)。

结脉是脉来缓慢,时见一止,止无定数。主阴盛气结,寒痰血瘀。《脉理宗经》认为结脉为气血渐衰,精力不继,所以断而复续,久病者有之,虚劳者有之,误用攻击消伐者有之,留滞郁结者有之,素禀异常无病者亦有之。

临床上,有时可以扩大结脉范畴,将寸口脉管局部的结节、膨大或有包块的脉象亦命之结脉,都是气血不畅,瘀滞成形而致。

18. 代脉

《脉经》:代脉,来数中止,不能自还,因而复动。脉结者生,代者死。

代脉为脉来一止,止有定数,良久方来,主脏气衰微,跌扑损伤。

代则气衰。代脉的要点是代表一脏无气,即某脏腑气血亏虚到一定程度,从整体而言不足以支撑起流利的脉动,此时就会出现代脉。《濒湖脉学》认为,脉一息五至,肺心脾肝肾五脏之气皆足五十动而一息,合大衍之数,谓之平脉。反此则止乃见焉。肾气不能至则四十动一止;肝气不能至,则三十动一止。一脏之气衰,而他脏之气代至也,故称代脉。

代脉和结脉都属于至数不齐类脉象,一般而言代脉较结脉更甚。

19. 迟脉

《脉经》:迟脉,呼吸三至,去来极迟(一曰举之不足,按之尽牢。一曰按之尽牢,举之无有)。

现代生理学将正常人的心率规定在 60~100 次/分的范围内,历经临床验证,中医脉象的迟数虽为心搏频率指标,但绝不仅是诊察心率这么简单。

迟脉是指一息不足四至,主寒证、瘀血。阴盛阳亏证候,阳不胜阴,故脉来不及而迟;邪气阻闭,气血运行不畅,气滞血瘀而脉迟。摸到迟脉宜温散,忌寒凉。

迟脉亦主气津亏虚,大病伤耗机体正气,气血津液不足,运行无力而脉迟。《难经正义》说:"热盛自汗,吐利过极,则气液虚损,脉亦迟而不能数,此又营气不足,复为热伤,不能运动热邪,反为所阻,失其转输之机,故缓慢而行迟也"。

若脉来和缓有力,不急不躁乃体能训练有素,虽迟不为病;还有遗传而脉迟者亦不当病论。

20. 数脉

《脉经》:数脉,去来促急(一曰一息六七至。一曰数者进之名)。

对脉学而言,"数者进之名"是一句很要紧的话,它充分表明中医脉学的迟脉与数脉绝非纯粹在数心率。

数脉是指脉去来促急,一息五至以上,主热证,亦主虚证。可以从脉的来势区分,实热之数,数而有力;虚热之数,数而无根无力。因为脉象一数,阳气容易升动,如果阴不足,沉潜无力,脉气就会飘起来。

21. 疾脉

《诊家枢要》:疾,盛也。快于数而疾,呼吸之间脉七至,热极之脉也。在阳犹可,在阴为逆。

疾脉是比数脉还要快的脉象,一息七八至,甚至更多。张石顽认为阳证得疾脉,按之益坚,乃阳气亢盛无制,真阴垂绝;若按之不鼓,为阴邪暴虐,虚阳发露之证。《脉理会参》:若痨瘵虚惫之人见之,则阴髓下竭,阳光上亢,有日无月,短期近矣。

另,疾脉还主孕妇将产,称作离经脉。

22. 长脉

《诊家枢要》:长者,不短也,指下有余,而过于本位,气血皆有余也。

长脉指脉形较长,超出寸关尺的位置,整体脉长如循长竿。寸脉向上超出腕横纹,甚至到大鱼际,尺脉向肘部延长,有些脉可以垂向尺泽。

局部脉长是某部脉的长度超出本位,例如被风邪所感,头面受风,右寸脉变大,或窜向大鱼际。

长脉要注意与弦脉鉴别,脉形上,长脉不一定兼弦。从阴阳属性而言,长脉为纯阳,弦脉则为阳中之阴。

23. 短脉

《诊家枢要》:短,不长也,两头无,中间有,不及本位,气不足以导其血也。

短脉指整体脉形较短,或局部脉长度不足本位。主脏腑亏虚,精华不能满溢彰显于整个寸口;或气血不足,不能满部。

长脉和短脉对举,都是指脉体长度,反映机体脏腑气血旺盛程度。

24. 牢脉

《千金翼方》:按之实强,其脉有似沉伏,名曰牢。牢,阳也。

牢脉,脉来实大弦长,浮取、中取不应,沉取始得,坚牢不移。"牢"者,深居于内,坚固牢实之义。牢脉的脉象特点是脉位沉,脉势实大而弦。牢脉沉取始得,但搏动有力,势大形长,为实、大、弦、长、沉五种脉象的复合脉。多见于阴寒积聚的病症,如癥瘕、痞块、疝气等。

阳气沉潜于下是有原因的,邪气牢固而正气未衰,如阴寒内积,或气血瘀滞,凝结成形而固定不移,在脉象上可表现为沉弦实大的牢脉。

《脉诀汇辨》:似沉似伏,牢之位也。实大弦长,牢之体也,牢脉不可混于沉脉、伏脉,须细辨耳。沉脉如绵裹砂,内刚外柔,然不必兼大弦也;伏脉非推筋至骨,不见其形。在于牢脉,即实大,才重按之,便满指有力,以此为别耳。

25. 动脉

《脉经》:见于关上,无头尾,大如豆,厥厥然动摇(《伤寒论》云:阴阳相搏,名曰动。阳动则汗出,阴动则发热,形冷恶寒,数脉见于关上,上下无头尾,如豆大,厥厥动摇者,名曰动)。

我们对动脉的理解更加倾向于其厥厥动摇之势。厥通蹶,《说文解字》认为有两个含义,一是僵的意思,还有一个意思是跳。

动脉之理乃阴阳乖戾所致,阴固于外,阳战于内,故有此脉。脉象以平静为和,凡动必有原因。动,或为痛,或为惊,或为不足,总为阴阳二气不平为害,王宇泰说:"阴升阳降,二者交通,上下往来,于尺寸之内方且冲和安静,焉睹所谓动者哉?阳欲降而阴逆之,阴欲升而阳逆之,两者相搏,不得上下,击鼓之势,陡然高起,而动脉之形著矣。"

动脉属阳,以鼓动、搏击之势为特征,不必泥古,忠于临证所见,不一定都能"大如豆",更不必拘于部位。惊恐忧惧,气机留于脏腑,气变而行变,的确可以在某部脉象"现形"。

动脉的精髓可以脱开脉形领悟其势,阴阳相搏的原理则千古不易。

"惊者平之",动脉当理燮阴阳,以平为期。

26. 革脉

《脉经》:有似沉、伏、实、大而长,微弦(《千金翼》以革为牢)。

首先要说明革脉与牢脉不是一种脉象。

革脉按照朱丹溪"如按鼓皮,中空外急"之义,最为贴切。我认为,之所以用"革"命名这个脉象,是强调指感如"革"。革脉,弦急中空,如按鼓皮。

革脉为阳中之阴,恰似鼓皮,内里空虚,外则绷急,故浮取即得,若按之则虚而无物。革脉是复合脉象,是由弦、芤两种脉象所构成,它既有张力强、表面有力的一面,又有按之空虚内部不足的一面。这是由于革脉主精血虚寒,精血亡失而气独守,脉体不荣而导致。

革脉的主病以《金匮要略·虚劳篇》论述为主:"脉弦而大,弦则为减,大则为芤。减则为寒,芤则为虚,寒虚相搏,此名为革。妇人则半产漏下,男子则亡血失精"。脉如皮革,是表邪有余,内里不足。表有寒邪,显弦急之象,中亏气血,故显空虚之象。男人诸病,多由精血不足引起。女人半产漏下者,血骤然去多,故脉显空象。

可以看出,革脉的形成有一定时间跨度,是一个阴虚失养日久脉管硬化的结果。

至于革脉与牢脉的关系，先贤早有论断，如《脉诀汇辨》说："诸家脉书皆以为即牢脉也。故或有革无牢，或有牢无革，混淆莫辨。不知革浮牢沉，革虚牢实，形与证皆异也。"

27. 促脉

《脉经》："促脉来去数，时一止，复来。"

促脉与结脉为相反的脉象。促脉脉来急促有间歇，结脉是脉来缓慢有间歇。

促脉是急促之中有不规则的间歇，为阳盛之象也。《脉诀汇辨》：促为急促，数时一止；如趋而蹶，进则必死。多见于阳热亢盛，心肝有火，劳累过度而兼气滞血瘀、停痰、食积等。

促因火亢，亦因物停。《诊家正眼》曰："促脉之故，得于脏气乖违者，十之六七；得于真元衰惫者，十之二三。或因气滞，或因血凝，或因痰停，或因食壅，或外因六气，或内因七情，皆能阻遏其运行之机，故虽当往来急数之时，忽见一止耳。"

28. 微脉

《脉经》：微脉，极细而软，或欲绝，若有若无（一曰小也；一曰手下快；一曰浮而薄；一曰按之如欲尽）。

掌握微脉，可以用"脉微欲绝"加以理解。

微脉极细、极软，似有若无，欲绝非绝。微脉为阴，脉形模糊，主气血大衰。

微的词义，近乎"无"。张仲景以"瞥瞥如羹上肥"比喻其软而无力，以"萦萦如蚕丝"比喻其细而难见也。先贤用"似有若无，欲绝非绝"八字，形容微脉比较传神。

《濒湖脉学》："微主久虚血弱之病，阳微则恶寒，阴微则发热。"欲绝之脉,若非峻补,难可回春。卒病得之,犹或可生,谓邪气不至深重。长病得之,多不可救,正气将次绝灭,草木之味难借以续命。"

在《伤寒论》中,微脉是少阴脉,《脉诀汇辨》:"在伤寒证惟少阴有微脉,他经则无。其太阳膀胱为少阴之府,才见脉微恶寒,仲景早从少阴施治,而用附子、干姜矣。盖脉微恶寒,正阳气衰微所至。"

29. 弱脉

《脉经》弱脉,极软而沉细,按之欲绝指下(一曰按之乃得,举之无有)。

弱与强相对,弱脉细小,指下沉取明显,举之则模糊。沉而且细小,脉体不充,脉势不鼓也,为阴脉。

弱脉主病为气虚,甚则阳陷,真气衰弱。由精气不旺,故脉来萎软不振。左寸弱者,惊悸健忘。弱在左关,木枯挛急。左尺得弱,涸流可征。

《脉诀汇辨》:"夫浮以候阳,阳主气分,浮取之而如无,则阳气衰微,确然可据。夫阳气者,所以卫外而为固者也;亦以营运三焦,熟腐五谷者也。"柳氏曰:"气虚则脉弱。寸弱阳虚,尺弱阴虚,关弱胃虚。弱脉呈形,而阴霾已极,自非见,而阳何以复耶?"《素问·玉机真藏论》曰:"脉弱以滑,是有胃气。脉弱以涩,是为久病。"愚谓弱堪重按,阴犹未绝;若兼涩象,则气血交败,生理灭绝矣。仲景云:"阳陷入阴,当恶寒发热,久病及衰年见之,犹可维援;新病及少壮得之,不死安待!"

虚脉、弱脉、微脉都是一类,属阴,主虚、不足,只是程度有所不同。

第二节　脉不宜数

鹰击长空,猎豹奔袭,这些猛禽野兽在瞬间可以暴发出巨大的力量,据报道猎豹每步可迈出8m,每秒可迈出四步,三步就可达到最高时速,致使短时间内体温达到40℃,心跳迅速增加,其奔跑时心脉所承受的压力可想而知,故而这些兽中之王存活时间并不长久,而举止悠扬的丹顶鹤寿命约在50~60年,龟蛇之类更长一些。老子说过:飘风不终日,骤雨不终朝。猛兽猛禽走转如电,行如飓风,生命历程壮观而不免有些壮烈。

从利于生命的角度而言,脉象不宜数,更不宜疾,脉的迟数可以有决定生死的意义,有些疾病的后期,生命要消亡了,两仪散开,脉开始数,阳气奔越而出,真阳欲脱,或者费尽心力与疾病斗争,脉都呈现数意,摸到这样的脉,医生要当心了,要懂得顾护病人的阳气,以延长生命。作为医者,面对诸多卧床不起的病患,其阳气行将耗散殆尽,行动受到限制,心衰惨状,令人唏嘘不已。他们的世界已经狭小到一间小小的病房和一张病床。

记得当年我刚入行不久,在病房看到过一个十几岁的女孩子,经年的红斑狼疮终致心衰,她卧在病床上,待500ml液体滴进身体,听到她喘息道:"真累死我了"。韶华岁月,豆蔻年华,病痛折磨着生命力,心阳对一瓶水的容量已经感到压力如山,这个情景至今印象深刻。

复旦大学女老师于娟骨癌晚期,用尽中西医治疗手段,甚至断食疗法等,最后只剩喘息的力气,去洗手间都由人扶着从床上滑下来。临终著书忠告世人爱惜生命,珍爱亲人。在她遗留下来的文字中,可以提取到关于数脉的叙述。她记述道:"我已经不能做任何的活动。平躺脉搏125左右,动一动,脉搏150,这个数字是平时跑完800米的气喘吁吁心跳,但是我维持这样的心跳,夜以继日两个多月,人肉做的心脏就是个机器马达,这个数字也是惊人的。"

33岁的年轻心脏,每秒钟2~3次心率的模样,心肺衰竭之惨状跃然纸上。

有一个六十多岁的肺癌晚期病人,喘得目睛外突,气高脉数,几日饮食不进,偶有缓解时,仰面叹息。曾对我感叹道"如果可能,只要活着不这么喘,余下的日子我就是沿街乞讨,天天吃窝头咸菜也愿意"。肺胃之气失降,喘逆在上,亢龙有悔,何谈进食!

有一个慢阻肺的老患者,年轻时在火车站做搬运工,一百斤的麻袋扛在肩上根本不当事。老来肺心病,频繁进出医院。此时的他告诉我,每当要上楼内心都打怵,不知当年的神勇都去了哪里?生长在沿海,平川长大的人,大约难以想象青藏高原上藏胞们心脉所承受的压力。西藏可以不去,高原反应可以规避,但是生命的巅峰谁也绕不过去。脉学古籍中对数疾之于生命的意义有明确论述,如《新刊勿听子俗解脉诀大全·卷之一》曰:"六数七急热生多,八脱九死十归墓,十一十二绝魂瘵"。明·李中梓《诊家正眼》亦云:"阴阳易病者,脉常七八至,号为离经,是已登鬼录者也。"脉数归结到底是阴阳要出毛病了,是不健康的表现。

有些常年卧床不起的老病人,如果出现数脉要当心,一般为病情加重的表现。而绝症后期的病人,出现数疾的脉象意味着阴阳有离绝的可能性。

数脉也主牵挂，躁动，如同"身在曹营，心在汉"。生活中有事催促，有的人懂得掩饰，表面看上去也许没什么明显变化，但脉象的疾数掩盖不住，脉象是抓根本的。记得有一次去病房会诊，摸到一位中风病人郑姓女士的脉，我对她说："你病还没好，这么急着要出院干嘛？"她脉象里面的急切感很强了，原来这个病人因家中被盗，急火攻心而发病，住院期间却不能安心治疗，赶着回去找警察处理事情。她的脉就是以数疾之意为主，但却不是心率快这么简单，有些病人见到医生时情绪紧张或伴有其他疾病，脉都可以数，而心理急切的数脉会伴随谐振成分的躁扰，所带来的脉象振动成分给人以心绪不宁的感觉。

第三节　脉之有尺，如树之有根

《难经·十四难》曰："上部有脉，下部无脉，其人当吐，不吐者死。上部无脉，下部有脉，虽困无能为害。所以然者，譬如人之有尺，树之有根，枝叶虽枯槁，根本将自生，脉有根本，人有元气，故知不死。"

寸关尺三部脉中，下部是上部的根本，为源；上部是下部的功用，为流，中间是枢纽，上下呼应，以均衡中道为和。

《难经·三难》曰："遂上鱼为溢，为外关内格，此阴乘之脉也。又曰：遂入尺为覆，为内关外格，此阳乘之脉也。故曰覆溢，是其真脏之脉，人不病而死也。"

寸脉过于向上为溢，尺脉过于向下为覆，属于太过或不及，都是失衡的，健康不应在这种失稳的状态"上下"摇摆。

临证多年深感当代人体质浇薄,下元空虚,权衡不足。寸脉大而上者呼吸表浅,气机浮越在胸膈、头项间,做不到气归丹田,动辄咳喘,间或呕吐。尺脉代表阳根,根本不固则腰膝足胫酸软无力,不可久立,不能久行,劳心者骨质松脆,劳力者骨质增生。有在校中学生从台阶跳下,致使足骨断裂者,都是下虚的表现。

人体有很多需要向上和向下的生命活动,如用心神,气血要向上才行维护心脑的经络通畅,气机要向上才行,不然会导致头面部诸窍失灵。金元医家李东垣以切身体会作出论述,他在《脾胃论》中说:"予病脾胃久衰,视听半失,此阴盛乘阳,加之气短,精神不足,此由弦脉令虚,多言之过,皆阳气衰弱,不得舒伸,伏匿于阴中耳。"东垣崇土,重视阳气,他认为"饮食入胃,先行阳道,而阳气升浮也。浮者,阳气散满皮毛;升者,充塞头顶,则九窍通利也。若饮食不节,损其胃气,不能克化,散于肝,归于心,溢于肺,食入则昏冒欲睡,得卧则食在一边,气暂得舒,是知升发之气不行者此也。"为此东垣设计了数张升举阳气的方子,"泻阴火以诸风药,升发阳气以滋肝胆之用,是令阳气升,上出于阴分,末用辛甘温药接其升药,使大发散于阳分,而令走九窍也。"

消化吸收,六腑通降,要求气机是向下的。中医理论对此有明确叙述,《素问·五脏别论篇》:"水谷入口则胃实而肠虚,食下则肠实而胃虚。故曰实而不满,满而不实也。"消化、排泄、生殖、泌尿等气机要下行。许多人膝关节酸痛,常年腿部、足部不出汗,趾甲脆裂,足、踝皮肤粗糙等,俱为下部气血不旺盛的表现,"人老先老腿",朴素的言语蕴含着深刻的道理。设想一个人如果站都站不久,其生命力可想而知。这也就是为何中国各门派武术重视站桩,视之为入门功夫、筑基功夫的原因,武谚曰"要把骨髓洗,先从站桩起",人体生命活动阳为用,但"阴在内,阳之守也",下盘扎实护住阳根,根深而叶茂,生命之树才可长青。

脉气下行不及,会导致任脉下行不畅而发生疾病,例如詹某,男,58岁,安保人员。2015年11月17日来诊,自诉性冷淡,无欲望10年,亦绝少遗精。身高体壮,情感生活波折,多年来没有正常家庭生活。精神受到刺激,好饮酒,几乎日日游走在酒场之中。脉濡、浊。脉管粗大,两侧关脉凸、大、满,两侧尺脉淡。辨证属中焦痰气郁阻,下部机窍失灵。处方:槟榔20g,大腹皮15g,川楝子15g,苏子15g,竹叶20g,苍术15g,生白术15g,车前子30g,淫羊藿20g,仙茅15g,炒杜仲18g,生地12g,川牛膝15g,白丑9g,共7服,水煎服。豁痰化郁,气机循任脉直达下元,气聚成精即可痊愈。

这里有个很有趣的现象,那就是上下两窍的灵敏和开发。1980年梁漱溟先生接受美国芝加哥大学教授对他的访谈,谈到生平敬佩之人时提到一个观点"多才者多欲"。生活中才子多欲也是现实,由于他们才思敏捷,领会事物快而善解人意,情感丰富,多所感触,这种人的脉象谐振成分较多,可以说韵味十足,指感像音乐般律动、有层次感,这样的脉象反映了情商高、善感怀。反之,一些文化程度不高,愚钝淡漠者,脑部机窍不开,其脉象我形容为"荒漠化",脉气浊涩,谐振成分缺失或单调,打个比方,就像鲁迅《故乡》笔下描绘的成年后的闰土那样:

"……他身材增加了一倍;先前的紫色的圆脸,已经变作灰黄,而且加上了很深的皱纹;眼睛也像他父亲一样,周围都肿得通红……他头上是一顶破毡帽,身上只一件极薄的棉衣,浑身瑟索着……那手也不是我所记得的红活圆实的手,却又粗又笨而且开裂,像是松树皮了……他只是摇头;脸上虽然刻着许多皱纹,却全然不动,仿佛石像一般。他大约只是觉得苦,却又形容不出,沉默了片时,便拿起烟管来默默地吸烟了……多子,饥荒,苛税,兵,匪,官,绅,都苦得他像一个木偶人了。"

透过这些深沉隽永的文字,我们自可心领神会,悲凉沉郁的心境、"辛苦麻木的生活"给人带来的影响深入骨髓,反映到脉象里面就是脉管粗硬,血流滞涩,谐振单调或缺乏,丧失活力和灵动之气。

脉向下的太过同样可以打破中和而致病态,如下肢丹毒的脉象,尺脉向下较为明显。韩某,女,66 岁,本市大平村人士,2015 年 1 月 11 日来诊,主诉:两侧小腿踝部肿半年,右侧较重,皮下可触及肿块,且有发热感。皮色略红,局部痒,胀,疼痛。整体脉数,满,紧,双尺大,尺部脉向下垂。两关结滞,右关凸。口苦,舌黄。病机是肝胆不畅,火热夹湿下行。处方:栀子 15g,忍冬藤 20g,黄柏 15g,黄芩 15g,车前子 30g(单包),丹皮 15g,元参 30g,生地 18g,连翘 18g,菊花 20g,丹参 15g,川芎 18g,炙甘草 12g,5 剂,水煎服。此处的脉下垂、双尺脉大,证明湿热火毒流入三阴经,气血聚集在下肢,虽然是一个"实"脉,却是壅塞病态。

第四节 平脉故事

平脉通常是指正常无病的脉象,指使用"形而上"的思维模式把握脉学整体"中和态",平脉遵循"善者无形,恶者有形"的原则,并没有固定的标准脉形。

生命是自组织系统,是一个自然自主或自发地组织化、有序化和系统化的运动过程,高度自组织化的机体是有序状态,中医称之为"阴平阳秘"或者"中和状态",简称"中和态""中态"。"中态"的脉象即为平脉,当自组织系统遭到破坏,脱离了高度有序化的状态,脉象就显现出可以体察到的形迹,这些形迹是机体失衡,向两极性化发展的表现,疾病的发生就是生理功能偏离"中态"的结果。失去中态的脉象脱离中间稳态走向极性化,导致脉象体、壁、波、流等特性向极化方向发展,表现出可以被诊者感知、识别的形迹就是病脉,搜寻这些特征,发掘其临床意义,为辨证论证提供指导是脉学的主要功用。

说到平脉,我自己有个故事,是由一部国产影片引出的,曾经引起少年时代的我对中医脉学热烈的向往,1984年放映的故事片《智斗美女蛇》,化名"美女蛇"的高级特务出任萍乡"剿共特别顾问"后,敌保安局、警察局到处抓人、暗杀,致使地下党组织遭到严重破坏。一天,白色恐怖下的萍乡镇大街热闹非凡,临街的"陈洪烈诊所"正在庆祝开业大吉。其实这位医学博士陈洪烈是曾学过医的井冈山红军侦察员。他的任务是为红军弄到急需的药品,并建立起通往井冈山的交通线。当地共青团组织为搞清陈洪烈身份,将陈洪烈接到黄开泰家,为乔装乞丐的黄看病。陈洪烈检查病情,发现病人无病,正待转身离去,突然被一伙人拦住。这时楼上又走下来一个戴墨镜的妖艳女人,自称是"美女蛇",并拉出被打得遍体鳞伤的赵秋媛,恶狠狠地让陈洪烈说出真实身份。沉着、冷静、医术高超的陈洪烈看出了他们的破绽,机智地同他们对上了暗号,顺利地通过了考验。这个桥段中陈洪烈使用的诊病手段就是中医脉象,他用高超的脉诊技术识破了乔装诈病的"病人"黄开泰,尤其是面对"遍体鳞伤"的赵秋媛的时候,他假意搀扶,三指搭在她的寸口脉上,瞬间识破迷局,得出结论"你没有病,不要再演戏了"。令年少的我对脉学产生出无尽的向往,现在想来,这也许是我对脉学最早的启蒙教育吧!当年我曾设想,病脉肯定有许多种,一把脉就知道患有何病也许很难,但只要掌握正常脉象不就可以区分病与非病了吗?于是在此信念的指引下,我遍访身边的中医大夫,希冀求得"正常脉象"的模样,结果没人说得出来,当年我这种看似"捷径"的巧思终归失败。

平脉观基于以下逻辑:鉴于病脉的复杂多样,一时难以掌握,不如首先设定平脉的标准或范围,使诊者短时间内就可判断指下之脉是否已经偏离了正常状态。

何谓正常脉象?正常脉象的标准是什么?

平素我们听到的是肯定式回答:有胃、神、根;三部有脉,一息四至;脉位适中,从容和缓,柔和有力,节律一致,尺脉沉取不绝,等等。

这个标准一直都在说作为正常脉象应该有什么,应该具备哪些条件,看似言之有物,却无法面面俱到,总有说不到的地方,原则性内容多,可操作性不强,看过后内心有朦胧感,终归失于泛泛。

那么,我们还可以尝试另外一种思维方式,从其他角度切入,即否定式回答,非此非彼,以求中道。不说"有什么",而说"没什么",用否定式对脉象进行双非式描述,每个具体脉象在这里相当于一堵墙,逐一否定之,犹如打开一堵一堵墙的限制,平脉的广阔平台就展现出来。

例如:非浮非沉,非刚非柔,非稀非稠,非滑非涩,非强非弱,非迟非数,非疾非缓,非上非下,非敛非散等。否定意味着超越,超越上面的诸对脉象即是平脉。

否定法渊源深厚而独具魅力,可上溯到公元 2 世纪印度龙树倡导的遮诠,《中论》开首颂:"不生亦不灭,不常亦不断,不一亦不异,不来亦不出。"一上来就是"八不",生灭、常断、一异、来去这四对矛盾包括八个相互对立的命题,包摄事物的自身、运动、空间、时间等方面。这八个命题是外道论师所执的主要论点,龙树认为这是八种断见,必须破掉,破斥的武器是因明学的否定模式。

通过对脉象双非式思维解析,比较容易形成对平人脉象的初步评价,打破朦胧感,啄破脉象蒙昧的蛋壳,直面脉感,真实感受"雪是白的,炭是黑的",做到对"中态"脉象(舒服)的欣赏和对"失和"脉象(出圈)的知觉。领会平脉的中态属于脉学认识论,遵循的是"混沌、一分为二、合二为一"的顺序,紧扣认识事物的三个阶段,从混沌为一的朦胧状态分化出两极对立,用矛盾的观点分析事物,解决问题,最终对立走向统一,合二为一,执两用中,螺旋式上升推动对脉学认识的深入。临证我们从失和脉象的一一否定入手,最终训练到从"一"跳过"二",直接到达"三",诊脉时搭手当下即是,这个过程可以称为"脉象的鉴赏",将人体脉象视为待研究的客观事物,运用各方面知识综合评判,从指感而言首先看它是否符合中态。

中态脉象要注重脉象的均衡,一些身患恶疾,生命来日可数之人对生命的感悟是"活着就是王道",生命的恒久才是主要的,那么生命能够持久的脉象是什么样子呢? 我想必定是不急不躁,和缓浑厚才可以,唯此才可固守中道,不偏离生命的稳态。现实生活中许多人罔顾生命的短板,而去极度放大自己的特长,立身不中正,偏离生命的重心和圆心,脉象显现出一种极端态势,使诊者心理上产生过度、边缘感、危境、穷境的感受,背离了中态与均衡。

一位坐轮椅的老汉,七十多岁的样子,患动脉硬化、中风、下肢瘫痪多年,令人惊讶的是脉象摸起来却很滑利,往来轻盈、流畅,乍摸上去比年轻人的脉还流利轻快,但他病体沉重、不能行动多年了。问题就出在这里,由于他下肢血管闭塞不畅,走向下肢的动脉血少了,血流深入不到大循环中的远端,就近回流,圈子小了,心脏反而不用那么用力做功,阻滞不通,阳气浮越,这种脉象气血是漂在上面的。以每个具体的人而言,据其生存状态该出现什么脉,那就是他的正常脉,归于他自己的中道。

第五节　脉象鉴赏论

以脉学认识论而言,脉象本身属于客观事物,是被认识的对象,我们可将人的脉象视作精密之物进行考察评价,也就是鉴赏,而之所以不说欣赏是因为脉象质量良莠不齐,不可一概而论。脉象鉴赏总体是以形而上的方法,脉象信息不仅要能摸得到,还有个如何解读的问题,那就要动用知识储备了。

我们日常生活中的事物大多是复杂性事物,或说由复杂因素构成,对它们的认识总是由表及里,逐渐深入的。从不认识到认识,从不熟悉到熟悉,再到成为行家里手。所谓鉴赏力,通俗说就像一个东西拿到手,首先我们可能叫不上名字,但此物不是彼物,这是起码质的分类。其次,一上来也许不懂优劣究竟在何处,但总会根据自身感觉整体评价一下,分出三六九等,给出基本定位。对脉象的解析有时很像弗洛伊德主张的心理分析法,层层剥离,由浅入深。脉象的鉴赏是一个"静心见尘"的过程,就像在房间里,只有安静下来,静心等待,慢慢才会看到室内飞扬的灰尘,心不静不行,状态要虚,自然可以看清很多平常素日被忽略的东西。诊脉即是做好一个客观反映论者,脉象反映出什么信息,就如实叙述什么信息,这是第一步,然后才能慢慢训练主动检择信息。

脉象并非纯粹之物,而是机体内外各种信息复合在一起形成的复杂性事物。系统科学认为,若干事物按照某种方式相互联系而形成系统,会产生它的组分及组分总和所没有的新性质,即系统质或整体质,这种新性质只能在系统整体中表现出来,一旦把整体还原为它的组成部分便不复存在,这种部分及其总和没有而系统整体具有的性质叫做整体涌现性。凡系统都有整体涌现性,涌现反映现实世界复杂系统永不停息地把自己组成各种形态的趋向,涌现认为复杂事物是从小而简单的事物中发展而来的,涌现的本质就是由小生大,由简入繁。

一次诊脉活动与人的成长过程、著书立说、城市运行等同样是复杂适应系统,由大量的不同组分聚集而成,组分之间存在广泛的相互作用,能够在环境中学习,积累经验,通过改进自身行为规则而适应复杂多变的环境,从而使系统在整体上表现出运行的协调性和行为模式的持存性,在生命表现为自稳态,中间"第三极"状态,还有不同的脉象层次。脉象系统的整体质称为脉质,脉质的认识是对脉象之质的整体感觉,通俗讲即摸到的是什么性质的东西? 整体上"掂量"一下病人及其所患疾病,即病人的"斤两",罹患之病到了什么程度,等等。这个过程很快,手指搭在脉弦上一瞬间的事,要的是第一感觉。生命消亡不仅是衰弱、衰竭,有些是系统失衡得太严重,机体气血运行失常,自我修复无能为力或药物无法纠正,而走向极端。人的身体本来就是偏的,从脉象中可以明确感受到,得病后机体气血运行障碍,打破中态,加重偏颇。

青年学子小珂,男,21岁,大二学生。2016年春节假期来诊,自诉常常心悸,已经断断续续半年有余,做过几次心电图,由于不处在发作期,心电图显示未见异常,来询问中医脉诊此刻能否看出端倪。刻下血压120/95mmHg,心率57次/分。肩背痛,深呼吸、咳嗽时疼痛加重,颈项不适。脉刚,紧,满。脉势洪大,整个脉象如同紧绷的弓弦。脉象提示为阳热体质,火行。整体而言阳气升越有余,沉降不足。患者自幼好动,一刻不得安宁,家长曾因此带他求诊,被认为是多动症。以体育成绩升学,平素爱好武术散打,担任学生会干事。以脉而论,这种人性情刚猛,能力强。嘱咐他不可全靠药物纠正,要学会陶冶性情,例如常欣赏一下山水风景画等艺术作品,练练太极拳,岂料他听罢连连摆手说:"难,难,这太难了。"这就是以脉论质,虽年轻,但毕生体质偏颇已经显露端倪。

济宁患者林某,男,46岁,因时常眩晕,经人介绍来诊,自述做生意多年,积累下不菲身家,住别墅,每日食上品海参,购置豪车。就诊过程中生意电话不断,言谈间资金往来动辄几十近百万。诊脉:大软近扎,升支不及,其眩晕是因清阳不升而起病,脉象的品质显示,这应该是个二老板之类,目前虽富有，但本质属于在一线奔走之人，干活操心劳神，只不过他的工作性质不是亲自劳作而已。这个脉象需要鉴别，脉气粗砺，豁大失于收敛，两尺脉淡，脉来升支迟钝，起落间杂波紊乱。后来听说他是跟着一个亲戚干，人家是大经销商，他或合作或加盟借光揽活。此人自幼体质不是很好，少年时期曾遇灾祸受伤，动过大手术，本元受损，近年来生活富足却疏于调养，好生活不见得出好身体，软而豁大的脉象说明了这一点。这里就有个脉象深层识别的问题，不能只看表象。

外出开会，见到一位刘女士，年约四十，长于灸法，以灸感敏锐而名，从业已十余年，据她介绍，为每位病人做治疗，须端坐一个多小时不可分神，期间手机都不接听。每日接连不断，长年累月。座垫磨坏若干，椅子坐坏了好几把。听到她的叙述，我原以为会摸到一个艰辛劳作而阳气外越的脉象，不想搭手间摸到一个值得欣赏的脉象，脉质清，指感圆润悠扬，刚柔融洽，极富涵养，状态从容，除了一侧颈项肌肉有边脉之外，未见明显劳损，这颈部的疼痛是近日由于空调直吹所致。十几年来创业不易，屡次想放弃，但坚持信念走到今天，算是小成。她脉象中稳定的谐振成分表示内心的安宁与坚守。在最艰难的时期，无处可以得到指导，遂静心向内，近于心谋，挖掘自身内部力量，终走出困境，完成自我升华，事业达到一定规模。刘女士为应对日间工作保持状态，练习桩功，平板支撑等，用养结合，使得脉气得以收敛，更因信念坚定心性得以开发，这就是三分之道心统性情的体现。

其实对事物的判断评价直至形成鉴赏力，有一个漫长的积累过程，就像文物鉴定，要综合人文历史、美术文学、绘画雕塑、宗教地理等各种知识，而不仅限其材质本身的学问。学会品脉是对脉象品质的解读,最终形成对脉象的鉴赏力。

如脉势辨识是指在脉搏形态基础上显现出的运动态势,包括了脉搏向各个方向搏动的加速度变化。脉势辨识是一个很奇妙的感觉,主要运用手指的振动觉和运动觉。"势"乃趋势、趋向,有一个名词叫大势所趋就是这个意思。譬如,某日诊一个中风病人脉象,脑梗,左侧上下肢体功能障碍,脉势大而紧,尤其是患侧,脉质黏稠。明显阳气散漫而失于收敛,嘱咐患者要注意血压,家属跟话说:"我们血压不高,护士刚量过。"他们说的也许是实情,对此我们还能说什么呢?打针服药,换来短暂的和平,所谓血压不高,也仅仅是血压计测量时没达到标准而已。势,用中国哲学的思维好解释,国画中,寥寥几笔,就可以表现山峦、波浪、风雨的气势,脉势特征的识别属于高层次脉诊技术,包括轴向、径向和横向等方位的脉搏收缩舒张速度变化,是构成传统脉象动脉、疾脉、紧脉的重要因素。

张力辨识是指桡动脉管壁张力的大小。该类特征主要运用手指的触压觉获得,正常情况下血管壁保持一定的柔和张力,失却这种状态,出现张力的增强或减弱都有病理意义。这种张力大小的改变可以出现于整体、局部和微观脉诊之中,张力高是经典脉象弦脉、紧脉、革脉的重要组成因素,张力低是濡脉、微脉等的重要组成因素。凡焦虑、紧张、隐忧之类情绪状态的脉象张力都比较高,脉象摸上去像绷紧的琴弦,甚至出现饱满感、鼓胀感,证明其内部状态是失和的,有来自潜意识的担心、隐忧,或来自环境的制约,有些来自心理素质差或者说一种习惯。

有一个失眠证患者赵老先生,今年 80 岁,曾长期担任行政职务直至退休,多年失眠困扰着他,曾用中西药物、偏方验方、保健食品等许多方法治疗过,每次来诊脉,都可以摸到他的脉象张力很高,弦紧如刀刃,这就意味着他的"心"不想入睡,阳气是活跃的,下意识在保持一种兴奋、敏感状态,这是几十年职业习惯形成的,而不属于年老睡眠减少的生理现象。

质地辨识是对于脉象特征物理性状的心理感受,主要用手指的实体和细腻感觉获得。正常的脉象质地感觉是一种半流体的物质,性质均匀,如果出现整体性状的改变,如变得厚重,或局部、微观出现如同触摸自然界某些物质的质地感受,如沙石感、气囊感、水囊感,都预示着疾病的发生,常见于整体、局部和微观脉象之中。汉代许慎在《说文解字》中说,玉,石之美兼五德者。所谓五德,即指玉的五个特性。凡具坚韧的质地,晶润的光泽,绚丽的色彩,致密而透明的组织,舒扬致远的声音的美石,都被认为是玉。好的脉象,指感温润如同玉石般滑润剔透,充满灵气。

这种用鉴赏的角度谈论脉象者也许并不多见,毕竟往昔的岁月中,脉象只是四诊之一,是中医学辨证论治的手段而已,即使将其作为一个专题研究也仅限于医疗范围之内,近年来,脉象研究已经成为一门独立的学问,脉象鉴赏论试图在一个较大的平台上,为人文、美学等多视角参研脉象开启门户。

第六节　焦　虑　脉

从一则脉案谈起,某女,38岁,浙江人,常驻济南做小商品生意。以失眠和脱发来诊。查:头顶圆形脱发区约2cm×2cm,面部两颧部布满褐斑。自诉有颈椎病,头晕,颈项僵硬。

脉象:脉细、动,弦而小,一种紧象贯穿整个脉管。两关部可触到结节状晕点,左侧明显,伴随脉动发出滞涩的振动。最引人注意的是脉来颤抖,在升支高点感觉明显,整个脉动给人一种不宁静的指感。

患者在 10 年前因宫颈病变,惧怕癌变,加上各方面压力施行了子宫切除术,自诉现在想起来觉得有点草率。

从整体脉感来说,她的生活状况应该不是很安定,起码心理上不是"心宽体胖"的状态,心总是悬着,情绪容易波动,反映到脉象中就是升支不稳和滞涩感。志苦而形亦不乐,忧思悔恨牵及气血,日久血脉不畅,痰瘀留滞,麻烦的是受伤的气血无处排放,成为病理物质留在体内。长期气滞血瘀,在肝经走行部位会形成有形瘀滞,反馈到脉象成为两侧关部的结节样脉晕点。病人做过钼靶扫描,有乳腺小叶增生,平时疼痛。贯穿在脉中的紧可以解释为焦虑所致,乃惧怕、悔恨的"心神"病。中医辨证为肝郁气滞,阳气失潜,处方:僵蚕 12g,钩藤 20g,丹参 12g,天麻 12g,珍珠母 30g,生龙骨 30g,白芍 15g,当归 12g,水煎服 7 剂。复诊时自诉睡眠改善,头晕基本消失。

这里脉象升支的动说明脾阳、肝阳升发太过,扰动气血不稳定,故大部分症状集中在上面,呈现出机体上部血管收缩和痉挛而出现类似颈椎病的症状。麻烦的是心态,总是处于焦虑恐惧的状态,阳气紧缩,等于不断给自己制造疾病。

一个人用心与否和他的用心程度,可以从脉象的强弱、紧缓感觉出来,光明处用心是奋进,私下里暗地用心,抑或被动受刺激如焦虑,往往在人的一念之间。

临床上常常可以见到焦虑和内心冲突充斥整个脉象,使诊者产生难忘的心理感觉。焦虑(anxiety)是一种特殊的恐惧或忧虑,作为一种对精神状态的描述已经深入人心。它不是那种个人在暴风雨中遇到闪电时的恐惧;也不是担心某个素昧平生的漂亮女孩是否会来践约共进晚餐的那种紧张。焦虑是一种不愉快的情绪状态,在这种状态下,个人可能会有意识或无意识地觉得某件可怕的事将会发生,这种感觉常使他产生肉体上的痛苦。

　　某个人非常憎恨自己目前的工作,却为了维持妻儿的生活不得不继续干下去。无意识里,他怨恨家人,因为迫使他去做自己所厌恶事情的,正是他对家庭幸福所担当的责任。他的意识尚是个遵循伦理道德的人,因此绝不可能去责怪妻儿,骂他们增加他的累赘。他既不能驱除(或许他根本不知道或不愿接受)无意识里的这个冲动,于是感到浑身不舒服,犹豫,以及无缘无故的精神萎靡。也许一个人并不知道自己正被焦虑困扰着,然而他就是会莫名其妙地感到不快乐,无法休息,不安全,甚至整夜失眠;他会因为无谓的恐惧而浪费时间和精力;他总是心神不宁,无法专注做事情。他也可能感觉到所有这些无形的压力,却不明白造成这种压力的真正原因是什么。

　　这种人脉象深层中透出的那种焦虑,使人感觉他脉管的每根神经都紧绷着,整个人像被无形的绳索束缚。《礼记·大学》说:"心广体胖","胖"读"盘"音,不是肥胖之意,而是指通体舒泰状。精神不放松,气机不畅,肌肉、筋膜、内脏乃至腺体自然也紧张失调。表现在脉象上是紧,脉气强,可能出现细脉、弦脉,伴随颤动的谐振明显。

　　焦虑还可从颈肩诊看出,患者两侧胸锁乳突肌深部组织紧张僵硬,你可以感觉出那种紧张来自脏腑深部,僵紧感从颈部肌肉向下至不可触及的胸腔内部。两侧肩部,或连带背部肌群板硬,筋膜间或有大小不等的结节。

　　脉象紧强者,临证要区分真强还是假强,有些虚性亢奋,脉底子是软的,但脉势强。如李某,女,48 岁,2016 年 1 月会诊的病人,人比较胖,主诉:头晕,恶心 4 天,当日血压为 120/110mmHg,脉压差小的不好解释,用点降压药就灵,但是舒张压一降马上出现心悸,头晕加重。脉稀且是软的,左侧尤甚。右侧脉势大,稍紧。舌胖大,边有齿痕,苔少,这就是由于紧张焦虑引起的症状,病人脉象提示可能有点高血压的基础,但是由于体质一般,气血状况较差,平时是萎靡的状态,受到心理情绪的影响,强行振荡气血,所以脉象中虽然有势大的一面,但更明显的是整个脉的底子是稀软的。用天麻、钩藤之类压一压,加四君、保元类方效果会很好。

第六章

证 候 学

第一节　临床常见证候脉象表现

中医证候学是很吃功夫的学问,属于中医学的核心技术。许多病人为了弄明白自己的"证候",千里奔波,上至广堂轩厦,重金求诊国医圣手;下及乡野陌巷,厚礼草头游医,只为"寻证"。

中医证候,思维独特而条目纷杂,时或相类难辨。证候学综合脏腑、经络、气血津液等内在因素,以及外界环境因素,加之外感、内伤等致病原因,宿食、痰饮、瘀血等病理因素,经高度概括而确立,涉及医者的学养积累以及辩证逻辑思维能力,脉诊对证候的确立及类证鉴别有时会起到重要作用。

证候的几个概念:

单证:病机较为单一的证候。如气虚证;阳虚证;脾虚证;血虚证等。

复合证:数个脏腑或者合并其他病理因素共同发病的证候。如肝郁脾虚;心胃火旺;脾肾两虚等。

类证:相互间的病理基础近似的同类证候。如:气滞血

85

瘀,气虚血瘀;热极生风,阴虚风动,血虚风动;肝气郁结,肝火上炎,肝阳上亢,肝风内动。

本证:指本原意义上的证候,证候的本原模样或者本初具有的证候,可称之为"标准证候",教学证候基本属于此类,故要有"证随人转"的概念。

兼夹证:数种疾病因素夹杂形成的证候。如肺虚夹痰,脾虚夹湿,或阴虚血瘀等。

变证:相对于本证而言,后期发展变化的证候。如风寒化火证,外感风寒,体质内热壅胜,寒从热化。

坏证:不辨阴阳,调理失序,久而不瘥,病候数变,皆名坏病。

辨证:就是分析、辨别疾病证候。以脏腑、经络、病因、病机等基本理论为依据,通过对望、闻、问、切所获得的一系列症状进行综合分析,辨明其病变部位、性质和邪正盛衰,从而作出诊断的过程。要注意辨与辩的区别:辨是用心辨别,如明辨是非;辩是用言辞来辩,如辩论、申辩,不可混淆。

对于中医证候学,应当先在识证下功夫,然后才是辨证。在心中立起证候意识,使之生根,固定不移,任其变换而无惑。

临床常用的辨证方法有八纲辨证、六经辨证、卫气营血辨证、三焦辨证、脏腑辨证、气血辨证、风火湿痰饮辨证等。

一、全身证候

气 虚 证

气虚证是指脏腑组织功能减退所表现出的证候。常由久病体虚,劳累过度,年老体弱等因素引起。

【临床表现】少气懒言,神疲乏力,头晕目眩,自汗,活动时诸证加剧,舌淡苔白。

【脉象辨识】脉虚无力,无论举按寻,浮取沉取,整个脉象都呈现虚弱无力。本证以全身功能活动低下的表现为辨证要点。气为机体提供能量,人体脏腑组织功能活动的强弱与气的盛衰有密切关系,气盛则功能旺盛,气衰则功能活动减退。

阳 虚 证

阳虚证,又称虚寒证,是体内阳气虚衰,温煦失职所致的证候。一般是气虚证的进一步发展。

【临床表现】精神不振,面色淡白,口淡不渴,畏寒肢冷,腹痛喜温喜按,大便溏薄,小便清长,少气乏力,舌质淡嫩。

【脉象辨识】脉微沉迟无力。本证是气虚失治的延续,不但能量不足,并且热量也不足。脉象动感不足,且出现凉意。指下有脉感收缩,内敛,向内吸收能量之感。

血 虚 证

血虚证指血液亏虚,脏腑百脉失养,全身虚弱的证候。禀赋不足或脾胃虚弱,生化乏源,各种急慢性出血,或久病不愈,或思虑过度,暗耗阴血,或瘀血阻络,新血不生,或因患肠寄生虫病而致。

【临床表现】面白无华或萎黄,唇色淡白,爪甲苍白,头晕眼花,心悸失眠,手足发麻,妇女经血量少色淡,经期错后或闭经,舌淡苔白。

【脉象辨识】本证以脉细无力,面色、口唇、爪甲失其血色及全身虚弱为辨证要点。血作为有形之物,其不足是实实在在的,脉道不充故脉细。但应注意区分脉紧而细有时是疼痛或思虑所致,要详加鉴别。

阴 虚 证

阴虚证乃阴液亏虚所致的一种证候。指机体津液、精血亏耗不足,日久而阴阳失调。

【临床表现】两颧红赤,形体消瘦,潮热盗汗,五心烦热,咽干口燥,舌红少苔。

【脉象辨识】阴血不足故脉细,内有虚热,故脉细兼数。阴液耗损,故人瘦脉细;阴虚不能制阳,虚火内扰故兼数脉。

气 滞 证

气滞证指气机停滞,流通障碍的证候,多因情志不畅,外邪侵袭,外伤等导致。

【临床表现】局部闷胀、痞、痛,发作时轻时重,部位不固定,走窜,常见胃痛、腹痛、胁痛、痛经等,且与情绪有关。

【脉象辨识】脉结涩感,整体感觉不流畅,局部有时会触摸到脉中的气团块。气为血之帅,气滞不通,不通则痛,或初病在气,未及营血,脉象涩度较轻,涩点稀疏可以作为辨证要点。

气 陷 证

气陷证是指气虚无力升举而反下陷的证候。多见于气虚证的进一步发展,或劳累用力过度,损伤某一脏器所致。

【临床表现】头晕目花,少气倦怠,久痢久泄,腹部有坠胀感,常见胃下垂、肝肾下垂,脱肛或子宫脱垂等。舌淡苔白。

【脉象辨识】脉弱,来势不足,脉来升举之力欠缺。或关脉、关下部位凹陷感。本证以内脏下垂为主要诊断依据。

气 逆 证

气逆证是指气机升降失常,逆而向上所引起的证候。临床以肺胃之气上逆和肝气升发太过的病变为多见。

【临床表现】肺气上逆,则见咳嗽喘息;胃气上逆,则见呃逆、嗳气、恶心、呕吐;肝气上逆,则见头痛,眩晕,昏厥,呕血等。

【脉象辨识】以气机逆而向上为辨证要点。脉象表现为寸脉大,甚或强。尺脉小、细,无力。或者整体脉来势大,去势相对不足。

血 瘀 证

血瘀证是指因瘀血内阻所引起的证候。因寒邪凝滞,以致血液瘀阻;或由气滞而引起血瘀;或因气虚推动无力,血脉瘀滞;或因外伤及其他原因造成血液流溢脉外,不能及时排出和消散所形成。

【临床表现】痛如针刺刀割,痛有定处,拒按,夜间加剧。肿块在体表者,色呈青紫;在腹内者,紧硬按之不移,称为癥瘕积聚。出血反复不止,色泽紫暗,中夹血块,或大便色黑如柏油。面色黧黑,肌肤甲错,口唇爪甲紫暗,或皮下紫斑,或肤表丝状如缕,或腹部青筋外露,或下肢筋青胀痛,或经闭等。舌质紫暗,或见瘀斑瘀点。

【脉象辨识】疼痛部位固定,遇冷加重为辨证要点。脉涩或紧,脉来滞涩,如同轻刀刮竹的不畅感,涩度深,涩点密集。瘀血日久还会伴有黏稠的脉感。

血 热 证

血热证是指脏腑火热炽盛,热迫血分所表现的证候。多因烦劳,嗜酒,过食辛辣,恼怒伤肝等引起。

【临床表现】咳血、吐血、尿血、衄血、便血,月经先期、量多,斑疹、心烦、口渴、舌红绛。

【脉象辨识】脉滑数甚或脉中透发躁动感、热感。以出血和全身热象为辨证要点。

血 寒 证

血寒证指局部脉络寒凝气滞,血行不畅引起的证候,常由感受寒邪引起。

【临床表现】手足四肢或少腹冷痛,皮肤紫暗,发凉,喜暖恶寒,得温痛减,妇女月经后期或痛经,经色紫暗,夹有血块,舌紫暗,苔白。

【脉象辨识】以四肢局部凉感,肤色紫暗,身体热量不足为辨证要点。寒邪阻滞血脉,气血运行不畅,脉沉迟涩,主要感觉脉象无发散力,振动成分缺失。

表 虚 证

表虚证有两种,一是指感受风邪而致的表证,以恶风、自汗为特征,属于外感表虚。二是肺脾气虚,卫气不固密,肌表疏松,经常自汗,易被外邪侵袭的表虚者,属内伤表虚。

【临床表现】

外感表虚:头痛、项强、发热、汗出、恶风,舌淡苔薄。

内伤表虚:平时常自汗出,容易感冒,兼有面色淡白,短气,动则气喘,怠倦乏力,纳少便溏,舌淡苔白等气虚表现。

【脉象辨识】外感表虚脉浮缓;内伤表虚脉虚而弱。

表 实 证

表实证为风寒外邪束表,卫气奋而抗争,导致表闭阳郁,太阳经气不利的证候。古人称"邪之所凑,其气必虚",留而不去为病则实,盖外邪侵入,始因虚,及邪居中反为实。

【临床表现】

头痛,咳嗽,寒热,身痛或为发热,或为恶热掀衣,或为恶寒鼓栗,寒束于表者无汗。如太阳病,头痛发热,恶寒无汗,舌淡,苔白。治宜麻黄剂解表发汗。

【脉象辨识】正邪交争,阳气紧则脉浮紧,脉形长。

湿 热 证

湿热证是由于感受湿热秽浊之邪,或脾胃不健、湿热内蕴而形成湿遏热伏,湿热交蒸的概称。

【临床表现】身热不扬,头身困重,口干不欲饮,胸闷腹胀,不思饮食,面目周身发黄,皮肤痒,小便赤而不利,带下黄稠,舌苔腻。

湿为阴邪,热为阳邪,二者交融,如油入面,胶着难解。终化为燥热或化为寒湿之证。

【脉象辨识】湿邪脉濡为主,脉形散开,脉管与周围边界不清晰。有些小儿湿热腹泻,其尺脉散大,状如扫帚。

寒 湿 证

寒湿证指伤于寒湿,或者素体脾阳不足而水湿内停的病证。多因环境潮湿,饮食生冷,冒触雨露等引起。

【临床表现】寒湿中人,皮肤不收,肌肉坚紧,营血泣,卫气去,故头身困重,关节疼痛,屈伸不利,少汗,畏寒。

胃脘闷痛不适,胃纳不开,口黏,或面浮身肿,腰部以下为甚,大便溏,小便清利,舌淡,苔白润或白腻。

【脉象辨识】以寒湿见证和脾困表现为辨证要点。脾恶湿,喜燥,尤畏寒湿,故寒湿为病以伤脾为主证。脉濡散,来势沉迟,关弱。

二、脏腑证候

心 气 虚

心气虚指心脏功能活动不足,心神不安,气血迟滞的证候。多因内伤劳倦,伤寒误治耗伤心气而引起。

【临床表现】心悸怔忡,气短乏力,活动加重,胸闷,神疲,自汗,面色白,舌淡苔薄。

【脉象辨识】脉细弱,尤其以左寸脉不足,神志、思维、情志等障碍和局部或全身气血不足为特征。

临床心气虚比较常见,由于现代人生活中体力劳动减少或代之以机械,心肺阳气不足,脉象软弱。平素慢悠悠的日常生活尚可应付,一旦遭遇急切之事,身形大动,往往心气不足,张口气喘,心脏悸动不已。

心 阳 虚

心阳虚是指心的阳气不足,气血失于温煦的证候。

【临床表现】心悸,心胸憋闷,形寒肢冷,胸背怕冷,或者胸背部某一块、某一片部位对寒冷敏感。舌淡胖,嫩。

【脉象辨识】脉细弱,迟或结代。以阳气不足,气血推动无力而血瘀,产生疼痛,或不能温化水饮,甚至水气上逆为特征。

心火亢盛证

心火亢盛是指心火炽盛所表现的证候。凡五志、六淫化火,或因劳倦,或进食辛辣厚味,均能引起此证。

【临床表现】心中烦怒,夜寐不安,面赤口渴,溲黄便干,舌尖红绛,或生舌疮,甚则狂躁谵语,或见吐血衄血,或见肌肤疮疡,红肿热痛。

【脉象辨识】脉数有力,或寸脉洪大,上侵。本证以心及舌、脉等有关组织出现实火内炽的症状为辨证要点。

脾气虚证

脾气虚证是指脾气不足,运化失健所表现的证候。多因饮食失调,劳累过度,以及其他急慢性疾患耗伤脾气所致。

【临床表现】纳少腹胀,饭后尤甚,大便溏薄,肢体倦怠,少气懒言,面色萎黄或㿠白,形体消瘦或浮肿,舌淡苔白。

【脉象辨识】整体脉缓弱,升支不扬或右关脉沉、陷不起。以运化功能减退,尤其是腹胀感和气虚证共见为辨证要点。

脾阳虚证

脾阳虚证是指脾阳虚衰,阴寒内盛所表现的证候。多由脾气虚发展而来,或过食生冷,或肾阳虚,火不生土所致。

【临床表现】腹胀纳少,腹痛喜温喜按,畏寒肢冷,大便溏薄清稀,或肢体困重,或周身浮肿,小便不利,或白带量多质稀,舌淡胖,苔白滑。

【脉象辨识】脉沉迟无力。本证以脾运失健和寒象表现为辨证要点。

脾阴虚证

脾阴虚指劳倦内伤引起脾血虚和脾津液不足的证候。

【临床表现】不思饮食,食入不化,干呕呃逆,嘈杂胃痛,口干渴,大便干结,肌肉消瘦,舌红少津,苔黄或无苔。脾开窍于口,其华在唇四白,口唇干燥。

【脉象辨识】脾血消耗,脾火上炎,右关脾胃脉细。脾虽虚而仍热,呈脾阳亢进之象,右关晕大而有力。本证以阴伤消瘦,唇四白发红、干燥为辨证要点。

寒湿困脾证

寒湿困脾是指寒湿内盛,中阳受困而表现的证候。多由饮食不节,过食生冷,淋雨涉水,居处潮湿,以及内湿素盛等因素引起。

【临床表现】脘腹痞闷、胀痛、食少便溏,泛恶欲吐,口淡不渴,头身困重,面色晦黄,或肌肤面目发黄,黄色晦暗如烟熏,或肢体浮肿,小便短少。舌淡胖、苔白腻。

【脉象辨识】脉濡缓,迟。以脾的运化功能发生障碍和寒湿中遏的表现为辨证要点。

胃寒证

胃寒证是指阴寒凝滞胃腑所表现的证候。多由腹部受凉,过食生冷,过劳伤中,复感寒邪所致。

【临床表现】胃脘冷痛,轻则绵绵不已,重则拘急剧痛,遇寒加剧,得温则减,口淡不渴,口泛清水,或恶心呕吐,或伴见胃中水声漉漉,舌苔白滑。

【脉象辨识】右侧关脉弦细,凉,若胃痛则出现弦紧脉。本证以胃脘疼痛和寒象共见为辨证要点。

胃 热 证

胃热证是指胃火内炽所表现的证候。多因平素嗜食辛辣肥腻,化热生火,或情志不遂,气郁化火,或热邪内犯中焦所致。

【临床表现】胃脘灼痛,吞酸嘈杂,或食入即吐,或渴喜冷饮,消谷善饥,或牙龈肿痛齿衄口臭,大便秘结,小便短赤,舌红苔黄。

【脉象辨识】脉滑数,或右关膨大,热。以胃病常见症状和热象共见为辨证要点。

肺 气 虚 证

肺气虚是指肺气不足和卫表不固所表现的证候。多由久病咳喘,或气的生化不足所致。

【临床表现】咳喘无力,气少不足以息,动则益甚,体倦懒言,声音低怯,痰多清稀,面色㿠白,或自汗畏风,易于感冒,舌淡苔白。

【脉象辨识】整体脉虚弱,或右寸脉弱,细,不及腕横纹。一般以咳喘无力,气少不足以息和全身功能活动减弱为辨证要点。

风寒犯肺证

风寒犯肺证是指风寒外袭,肺卫失宣所表现的证候。

【临床表现】咳嗽,痰稀薄色白,鼻塞流清涕,微微恶寒,轻度发热,无汗,苔白。

【脉象辨识】脉浮紧为感受风寒之征,以咳嗽兼见风寒表证为辨证要点。

风热犯肺证

风热犯肺证是指风热侵犯肺系,肺卫受病所表现的证候。

【临床表现】咳嗽痰稠色黄,鼻塞流黄浊涕,身热,微恶风寒,口干咽痛,舌尖红,苔薄黄。

【脉象辨识】脉浮缓,数。本证以咳嗽与风热表证共见为辨证要点。

肺 阴 虚 证

肺阴虚是指肺阴不足,虚热内生所表现的证候。多由久咳伤阴,痨虫袭肺,或热病后期阴津损伤所致。

【临床表现】干咳无痰,或痰少而黏,口燥咽干,形体消瘦,午后潮热,五心烦热,盗汗,颧红,甚则痰中带血,声音嘶哑,舌红少津。

【脉象辨识】整体脉细,干枯感,数。本证以肺病常见症状和阴虚内热证共见为辨证要点。

燥邪犯肺证

燥邪犯肺证是指秋令燥邪犯肺,耗伤津液,或血虚津伤生内燥,牵及肺卫所表现的证候。

【临床表现】干咳无痰,或痰少而黏,不易咳出。唇、舌、咽、鼻干燥欠润,或身热恶寒,或胸痛咯血。舌红,苔白或黄。

【脉象辨识】脉数,细,右寸脉涩。本证以肺系症状表现干燥少津为辨证要点。

痰湿阻肺证

痰湿阻肺证是指痰湿阻滞肺系所表现的证候。多由脾气亏虚,或久咳伤肺,或感受寒湿等病邪引起。

【临床表现】咳嗽,痰多,质黏,色白易咯,胸闷,甚则气喘痰鸣,舌淡苔白腻。

【脉象辨识】两寸濡,右寸滑而大。本证以咳嗽痰多,质黏色白,易咯为辨证要点。

肝气郁结证

肝气郁结是指肝失疏泄,气机郁滞而表现的证候。多因情志抑郁,或突然的精神刺激以及其他病邪的侵扰而发病。

【临床表现】胸胁或少腹胀闷窜痛,胸闷喜太息,情志抑郁易怒,或咽部梅核气,或颈部瘿瘤。妇女可见乳房作胀疼痛,月经不调,甚则闭经。

【脉象辨识】脉象结滞感,可见弦涩或细涩。左关脉有时可以摸到凸起的脉象结节,伴随时间的长短而大小、软硬不一。本证一般以情志抑郁,肝经所过部位发生胀闷疼痛,以及妇女月经不调等作为辨证要点。

肝火上炎证

肝火上炎指肝脏之火热上逆所表现的证候。多因情志不遂,肝郁化火,或热邪内犯等引起。

【临床表现】头晕胀痛,面红目赤,口苦口干,急躁易怒,不眠或噩梦纷纭,胁肋灼痛,便秘尿黄,耳鸣如潮,吐血衄血,舌红苔黄。

【脉象辨识】脉弦数,来势急疾,躁动,升支硬。一般以肝脉循行部位的头、目、耳、胁肋表现的实火炽盛症状作为辨证要点。

肝阳化风证

肝阳化风指肝阳亢逆无制而表现动风的证候。多因肝肾之阴久亏,肝阳失潜而暴发。

【临床表现】眩晕欲仆,头摇而痛,项强肢颤,语言謇涩,手足麻木,步履不正,或猝然昏倒,不省人事,口眼歪斜,半身不遂,舌强不语,喉中痰鸣,舌红苔白或腻。

【脉象辨识】脉弦紧有力,或脉动出现搏指的感觉。本证根据患者平素具有肝阳上亢的现象结合突然出现肝风内动的症状为辨证要点。

肾 阳 虚 证

肾阳虚证指肾中阳气虚衰的证候。多由素体阳虚,或年高肾亏,或久病伤肾,或房劳过度等因素引起。

【临床表现】腰膝酸软而痛,怕冷,尤以下肢为甚,精神萎靡,面色白或黧黑,小便清长,舌淡胖苔白。阳痿,不孕。或大便久泄不止,完谷不化,五更泄泻。或浮肿,腰以下为甚,按之没指,甚则腹部胀满,全身肿胀,心悸咳喘。

《笔花医镜·肾部》又称命门火衰,元阳不足。怕冷,肢寒,下焦凉。或为不欲食,为鸡鸣泄泻,为天柱骨倒,为蜷卧厥冷,为奔豚。

【脉象辨识】脉沉弱,尤其右侧尺脉沉迟为主。

肾阴虚证

肾阴虚证是指肾脏阴液不足表现的证候。多由久病伤肾,或禀赋不足,房事过度,或过服温燥劫阴之品所致。

【临床表现】腰膝酸痛,眩晕耳鸣,失眠多梦,男子遗精早泄,女子经少经闭,或见崩漏,形体消瘦,潮热盗汗,五心烦热,咽干颧红,溲黄便干,舌红少津。

【脉象辨识】左侧尺脉沉细,弱,或不满部。本证以肾病主要症状和阴虚内热证共见为辨证要点。

肾精不足证

肾精不足证是指肾精亏损表现的证候。多因禀赋不足,先天发育不良,或后天调养失宜,或房劳过度,或久病伤肾所致。

【临床表现】男子精少不育,女子经闭不孕,性功能减退。小儿发育迟缓,身材矮小,智力和动作迟钝,囟门迟闭,骨骼痿软。成人早衰,发脱齿摇,耳鸣耳聋,健忘恍惚,动作迟缓,足痿无力,精神呆钝等。

【脉象辨识】整体脉稀,脉薄。脉象两尺脉虚,软,细,不足按。本证以生长发育迟缓,生殖功能减退,成人早衰表现为辨证要点。

肾不纳气证

肾不纳气指肾气虚衰,气不归元所表现的证候。多由体质虚弱,久病咳喘,肺虚及肾,或劳伤肾气所致。

【临床表现】 久病咳喘,呼多吸少,气不得续,动则喘息益甚,自汗神疲。声音低怯,腰膝酸软,舌淡苔白,肢冷面青。

【脉象辨识】整体脉沉弱或浮大无根,脉象上盛下虚,寸大尺弱。《难经》"呼出心与肺,吸入肾与肝"。以呼多吸少,气不得续,动则益甚和肺肾气虚表现为辨证要点。

膀胱湿热证

膀胱湿热证是湿热蕴结膀胱所表现的证候。多由感受湿热,或饮食不节,湿热内生,下注膀胱所致。

【临床表现】尿频尿急,排尿艰涩,尿道灼痛,尿黄赤浑浊或尿血,或有砂石,小腹痛胀迫急,或伴见发热,腰酸胀痛,舌红苔黄腻。

【脉象辨识】脉滑数,关尺脉明显,或两侧尺脉大,濡,热感,向尺泽下垂。本证以尿频尿急、尿痛、尿黄为辨证要点。

三、脏腑兼病辨证

五脏六腑之间密切联系,生理病理相互关联,相互影响,如脏病及脏、脏病及腑、腑病及脏、腑病及腑等。凡两个或两个以上脏器相继或同时发病者,即为脏腑兼病。一般来说,脏腑兼病在病理上有一定的内在规律,如具有表里、生克乘侮关系的脏器兼病较常见,因此应注意辨析发病脏腑之间的因果关系,治疗才能分清主次,灵活运用。

心肾不交证

心肾不交证指水火失调的证候,在人体心肾为代表。多由五志化火,思虑过度,久病伤阴,房室不节等引起。

【临床表现】心烦不寐,心悸健忘,头晕耳鸣,腰酸遗精,五心烦热,咽干口燥,舌红,或口舌生疮日久不愈,或伴见腰部下肢酸困发冷。

【脉象辨识】心火下降,以温肾水;肾水上济,以制心火,心肾相交,则水火既济。水亏则左尺不足,虚细、干枯感,或两尺脉俱失润之象。以失眠,伴见心火亢、肾水虚的症状为辨证要点。

心肺气虚证

心肺气虚证是指心肺两脏气虚所表现的证候。多由久病咳喘,耗伤心肺之气,或禀赋不足,年高体弱等因素引起。

【临床表现】心悸咳喘,气短乏力,动则尤甚,胸闷,痰液清稀,面色㿠白,头晕神疲,自汗声怯,舌淡苔白。

【脉象辨识】脉沉弱或结代,尤以两寸脉虚为主。本证以心悸咳喘与气虚证共见为辨证要点。

心脾两虚证

心脾两虚证是指心血不足,脾气虚弱所表现的证候。多由病久失调,或劳倦思虑,或慢性出血而致。

【临床表现】心悸怔忡,失眠多梦,眩晕健忘,面色萎黄,食欲不振,腹胀便溏,神倦乏力,或皮下出血,妇女月经量少色淡,淋漓不尽等。舌质淡嫩。

【脉象辨识】脉软弱而细,升支不足。右寸关脉弱、细。以心悸失眠,面色萎黄,神疲食少,腹胀便溏和慢性出血为辨证要点。

肝火犯肺证

肝火犯肺证是指肝经气火上逆犯肺所表现的证候。多由郁怒伤肝,或肝经热邪上逆犯肺所致。

【临床表现】胸胁灼痛,急躁易怒,头晕目赤,烦热口苦,咳嗽阵作,痰黏,量少色黄,甚则咳血,舌红苔薄黄。

【脉象辨识】脉弦数。左关脉大而旺,甚或凸起搏指。以胸胁灼痛,急躁易怒,目赤口苦,咳嗽为辨证要点。

肝胃不和证

肝胃不和证是指肝失疏泄,胃失和降的证候。多由情志不遂,气郁化火,或寒邪内犯肝胃而发病。

【临床表现】本证有两种表现:一为肝郁化火,横逆犯胃,脘胁胀闷疼痛,嗳气呃逆,嘈杂吞酸,烦躁易怒,舌红苔薄黄。

一为寒邪内犯肝胃,巅顶痛,吐涎沫,遇寒则甚,得温痛减,形寒肢冷,舌淡苔白滑。

【脉象辨识】肝郁化火,横逆犯胃者脉弦或带数象;寒邪内犯肝胃者,脉沉弦紧。此证以胃痛伴情绪不良为辨证要点,脉象要两关互参,以区分肝旺为主还是脾虚为主。

第二节 证候的结构和层次

20 世纪 80 年代,大约 1987 年,我在书店里买到一本弗洛伊德的《精神分析引论》,从此对潜意识产生了浓厚的兴趣。弗洛伊德提醒我们人的意识是分层次的,有隐显之分,且相互关联。

我们都有"一言入梦"的体会,有时看似很不经意的事情,一句话,一个场景,一个念头,不知怎的会进人人的深层意识,很快被湮灭,而我们眼前忙碌的事情有时并不"走心",忙碌带来的疲惫和反感恰恰关闭了心灵的大门,使人处于一种"不仁"之态。进入潜意识的事物或者念头其实并未消失,而是隐藏、沉积在潜意识中,在梦境里,或很长时间后的某个时刻以其他方式显露出来,常常是经过伪装的,然而更多的是潜藏于深层意识中,长期得不到释放,干扰生命状态,造成疾病或身体的不适,中医脉诊可以诊察出这样深层次不协调因素。

比如有很多人颈项不适,颈肩酸痛,头晕头胀,甚至上肢麻木,在临床上诊断为颈椎病,X线片示颈椎及其椎间盘有病变,但触一下病人的颈项就会发现,那种僵硬挺直感来自深层意识而非局部筋膜,脉象来势悠长有力,发自脉象底层的冲动,不待脉势落地,新一轮起势又到来,指下分明就是一颗焦虑的心。遇到此类疾病不仅要调形,更要调神才行。

脉象之于辨证论治犹如枪炮的准星,指示目标,使证候看得透彻深邃,治疗有效得力。中医的辨证论治分析过程是一项艰苦细致的工作,尤其是最初的时候,对体质不熟悉,对基本脉学知识不了解,常无证可辨,或只能做出初级辨证,即对一些外围证候做表面而肤浅的辨证。作为一个临床医生,我时常心生惭愧,面对一个生命机体,他来到世间这么多年,历经波折,有那么多的破绽卖出来,我们为医者却捉不住!

辨证论治是中医学的核心技术,也是脉诊的目的,一个中医大夫医疗水平的优劣主要看其辨证功夫的深浅。客观事物形成遵循秩序分层的自然结构法则,弗洛伊德有感于身心关系的微妙,从临床经验出发,将生理病因引向心理病因说、心理动力说,认为神经病起源于心理内部动机矛盾,他的"精神分析法"使用三分法将人的意识分为意识、前意识和潜意识,将人格结构分为超我、自我和依底三部分。各层面之间充斥着抵抗和压抑,精神分析就是使用高度技巧克服抵抗,把潜意识的欲望化为意识而达到治疗目的,从而建立起层次感很强的深度心理学。他的这些分析方法,对我学习辨证论治起到巨大的启示作用。中医的证候属于系统,也是分层次的,不同层次证候之间有着密切联系。

系统的要素通常也是一类系统,系统的环境和系统又构成一个更大的系统,故系统观念具备层次性。中医证候是在概括疾病表现共性基础上,不同程度揭示每个患者的病机特点和个体差异性,集中反映疾病原因、性状、部位、范围、动态等多方面信息,提示处置疾病方向的中医学特有的概念。证候有自身的结构和层次,如病因证候、病位证候、病机证候、具体证候等,不同层次的证候,虽相对独立,各具特色,但各层次间处于密切联系和相互牵涉状态,有共同规律可循。临床分析证候的结构与层次时,可以将证候设为三级:外围证候,基础证候,核心证候。

整体的疾病观是以体质学为本底,看生病的是什么样的人或说"素体"如何,按照时间顺序,将疾病看作一个连续的过程整体分析,而不限于某个时间、空间的局部结构上。

例如,某中年男子,咳嗽,头痛发热,痰黄,腹胀神昏。脉整体无浮象,舌苔厚腻。右寸稠,沉,高不及,滑。右关坚大,稠,滑,粗。右尺细,枯。

咳嗽,痰黄,头痛发热,显性病因是风寒外袭,外围辨证为外感风寒入里化热,右寸稠,沉,高不及,滑乃痰浊蕴肺,这是第一级证候。但这是枝叶而非根本。深入分析,腹胀神昏,根据脉无浮象,右关坚大,稠,滑,粗显示是饮食积滞脉象。饮食不消,积滞停留中焦,主要表现在右关。判断病因病机为饮食伤胃而非外感。中气运化不利,则右关脉位沉,化生痰浊则滑。血液稠浊运行不利,脉搏波沿血管壁传导性差,血液流动速度减慢则表现缓。痰热壅塞,充斥脉道或血管壁与周围结缔组织结合密切则脉宽大或界限不清而模糊。

进一步分析痰的来源,肺为贮痰之器,脾为生痰之源。痰积似外感,戴原礼曰:"伤食之证,胸膈痞塞,吐逆酸,噫败卵臭,畏食,头痛,发热,发热恶寒,病似伤寒。"痰浊内蕴化热,从上窍而发,则出现头痛、发热、咳嗽咽痛等症,是火郁外发而似外感,非真外感。内伤似外感,从脉上很容易鉴别,不识脉者则要费些周折。这说明不可将西医的上呼吸道感染与中医的"外感"进行简单的对号入座,这是基础辨证,二级证候。

辨证分析到这里,无论辨证痰浊蕴肺还是伤食痰积,二者都是对的,是辨证层次不同而已,依此治疗都会取效,但还未抓住根本,故疗效不稳定,病情容易反复。

明了初始病因是外感风寒,再进一步,右尺脉细而枯,从这里可以看出持续病因是肾阴不足,亦即这个病的总根是阴虚外感,这是核心证候,本底的三级证候。病人肾阴虚,平素胃阴不足,消化液少,容易出现消化不良,加上平时不注意节制饮食,导致积食,痰浊内生,化热化火,上焦气机升降不利,所以外感长期不愈,这些都是潜在病因,主宰了疾病的走势。

脉证明晰则敢于舍弃表面症状如发热、咳嗽,痰多,饮食积滞,直接针对阴虚的本源,大胆使用熟地,以六味地黄丸取效。阴虚是一级核心证候,饮食积滞是二级基础证候,外感是三级外围证候,病机发生了三级跳,阴虚为本,饮食积滞,发热,咳嗽,痰多为标。

凡事物俱为功能和时空结构的统一体,功能活动的不同环节之间或不同功能项之间的相互作用,形成功能性结构;功能活动在时间进程中的连续、节律和周期,形成时间性结构;功能活动在长、宽、高三维方向的展开,形成空间性结构。人体也是这样,中医学已经认识到不仅人体的生理是一个生生不息的过程,其病理过程也是在禀赋体质、个性因素基础上,在各种境遇因素、内环境失调的相互作用下,产生出的病理变化过程,进而最后导致疾病发生,因此疾病也是一种生命进程,运用中医学理论对这个进程分析、剖析的过程就是辨证论治。

脉象特征能够反映出人体内部的所有信息,从先天固有到后天形成并固定,及目前活跃存在的各方面的功能和结构特点无所不容,在这样一个庞杂的信息系统中,存在着严密的时间序列性,脉诊过程中分清脉象特征出现的时序性,也就分析清楚了这些脉象特征所代表的机体内部变化的因果关系。如整体脉象特征"稀""滑",并有尺部脉"粗"和桡侧缘的"刚",我们就可以判断出患者感受湿邪在先,在此基础上,湿邪下注导致下肢的经脉不通,出现了下肢的肿胀、疼痛。

如某"植物状态"患者,反复肺部感染,发热、咳嗽、咯痰,更迭应用各种抗生素效不显,通过脉诊发现患者右关沉实滑大,分析认为是由于饮食积滞,酿生痰浊,脾为生痰之源,肺为储痰之器,故出现肺部的反复感染咳吐痰涎。询问家属,果然每日给予鼻饲海参、肉质糜食,且入量较大,嘱其家属控制鼻饲食物的质和量,并给予内服消食导滞的中药。几天后再诊脉象明显转好,且肺部的感染得到了较好控制。

时序性原则的运用,一是依靠脉象特征的活跃程度,一般来说,时间久远者脉象的活跃程度差,而时间近者脉象的活跃程度高;二是应用中医学理论进行贯穿分析,表示病因脉象发生在先,病机脉象发生在后,病理结果或说西医的疾病发生在最后。只要能够在时间序列上将脉象特征分析清楚,则疾病发生发展的过程会了然于胸,为找出治疗疾病发生、发展的核心打下基础,进而引发对疾病属性的思考。

考古代诸医案中已经注意到辨证论治的层次,如叶天士《临证指南医案》:"梁,木火体质,复加郁勃,肝阴愈耗,厥阳升腾,头晕、目眩、心悸。养肝熄风,近日知饥少纳,漾漾欲呕,胃逆不降,当泄木安胃为主。桑叶一钱、钩藤三钱、远志三分、石菖蒲三分、半夏曲一钱、广皮白一钱半、金斛一钱半、茯苓三钱。

又,左脉弦,气撑至咽,心中愦愦,乃阴耗阳亢之象,养肝之体,清肝之用。九孔石决明一具、钩藤一两、橘红一钱、茯神三钱、鲜生地三钱、羚羊角八分、桑叶一钱半、黄甘菊一钱。"

晕、眩、心悸,辨证为肝阴不足,厥阳升腾,是一级辨证,是对外围证候的认识,进一步分析则有郁勃之识,肝阳升腾是被触动的,是二级辨证基础证候,最后的木火之质方为第三级核心证候,乃产生诸症的内源性因素。复杂事物的发端都是简单事物,看到始动格局很重要,中医认为人体有生以来的禀赋,阴阳的搭配,两仪的状态即是最原始的动因。

举医案一则,阴短阳长,或说阴缓阳极,阴失守,阳在外,极不耐发越。杨某,69岁,村民,体胖。2015年10月诊,主诉:心悸,心慌,自汗,心率动辄110~120次/分,胸闷气喘,无法劳作。皮肤时有皮疹,作痒。高血压病史20年,本年度农历七月廿六因换用缬沙坦引起心动过速,丧失劳动能力。儿孙十余口人同住,老两口帮忙照顾儿孙,极不耐劳作,蹲身看灶火十余分钟,立刻心动过速,自汗,喘息,卧床休息 1 天才能缓过劲来。刻下诊脉:数、疾、满、硬、两寸旺,双尺脉淡。治宜收敛潜镇阳气,七剂一复诊,数十剂,血压稳定,心率下降,可行步,劳作。所谓心动过速,中医认为乃阳气升发太过,失于敛降所致。处方:天麻 20g,龙骨 30g,牡蛎 30g,珍珠母 30g,僵蚕 15g,磁石 15g,石决明 30g,钩藤 15g,炒杜仲 15g,怀牛膝 15g,生地 18g,熟地 12g,五味子 12g,水煎服。以此方加减,治疗四五个月,总体平稳,心率得到控制。

此脉案三级证候在产生次序上有先后之分,也是源和流的关系,外围证候是心悸、出汗等,基础证候是痰湿、血瘀,核心证候是阴不足,阳气勃然。

此人阳气很紧,虽胖大健硕,实际上其系统是脆弱的,阴缓阳极,有一触即发之势,这是搭上脉象一瞬间得到的提示。那么究竟是否可以用普通的阴虚阳亢病机概括,阴不足是否就是阴虚?我看不忙下结论,可假以时日,多找些类似病人,边用药治疗边总结。此患者阴虚证据不充分,他的阳气紧是不归位,是由于前面用药失当,扰动阳气而导致,如同错位一直没有回到原位。体胖肉厚,痰湿瘀阻影响气血的流通性是基础病机,皮疹也是阳气外露的表现。

第七章

脉学辨证法启蒙

第一节　脉学思辨启蒙

脉学之所以难，脉象种类繁多是一个因素，但是仔细研究会发觉许多脉象是对举的，比如浮沉，滑涩，迟数，虚实，长短，紧缓，洪伏等，虽多但有序可寻，中医脉象大多成对出现，这是一个特点，《三指禅》总结道："人之一身，不离阴阳，而见之于脉，亦不离阴阳。浮沉迟数，阴阳相配之大者也，举其有余而对待训之。事以相形而易明，理以对勘而互见。"明了这一点，学起来就找到了窍门，知道了浮脉，沉脉形象自然容易理解；领会了滑脉，就能联想出涩脉的感受，颇有举一反三之意。

脉学的另一个特点是存在太过与不及的现象，《难经·三难》曰："脉有太过，有不及，有阴阳相乘，有覆有溢，有关有格，何谓也？然：关之前者，阳之动也，脉当见九分而浮。过者，法曰太过；减者，法曰不及。遂上鱼为溢，为外关内格，此阴乘之脉也。关之后者，阴之动也，脉当见一寸而沉。过者，法曰太过；减者，法曰不及。遂入尺为覆，为内关外格，此阳乘之脉也。故曰覆溢，是其真脏之脉，人不病而死也。"这里《难经》不仅指出了过与不及的现象，并且明确溢覆、关格俱属此类。

之所以会出现这样的状况，是由于我们察觉到的脉象基本都是处在两极，极性相反而相成的事物容易引起注意，这是辩证法思维，矛盾分析方法。

中医学包含丰富的辩证法，比如用整体的、运动的、普遍联系的观点看世界，认为事物的存在方式是对立统一的，事物发展变化的动力来自内部矛盾等，这些思维充斥着中医的理论，临证无时不在使用，也是做上乘中医必备的思维方式。在中国，辩证法被简洁地称作"一分为二"，这样不仅抓住对立统一的核心，更赋予其方法论意义。儒家学说的中庸哲学，"执其两端，用其中于民""过犹不及"兼顾对立和同一；道家"道生一，一生二，二生三，三生万物。万物负阴而抱阳，冲气以为和"等等，都在论述这样的思辨模式。

然而，事情到这里并未完结，两分矛盾观还可以发展，中国哲学家不愿停留在不稳定的对立上，又进一步找到包含对立、超越对立、制约对立、代表对立的和谐，即在一二之后找到"三"，将"三"作为第一原则。

三分之道是对复杂事物的归纳分析，一分为三是认识世界的另外一种方法。人们接触的事物不是纯有之"一"，也不是对立之"二"，或者中和之"三"，而是"万物"层面，是似乎杂乱无章、形形色色的万事万物，只有经过漫长的思考回溯，才会发现对立，发现"二"，领会"三"，并最终相信它们原本是统一的。庞朴先生认为开启中国文化体系密码的"金钥匙"就是"三"，中国文化中蕴藏着深刻的三分法哲理，三分法具有无与伦比的直指事物本质的价值。从对立到三分是对哲学辩证法思维的全面解释，中国哲学认为世界是相对的，纯粹而绝对的东西是没有的，事物都是涵三为一的复杂事物，脉象无疑属于复杂事物，对复杂事物的认识分析应辩证而客观，一分为三之于认识论的意义是阐明了认识事物的三个阶段，从混沌为一的朦胧状态分化出两极对立，用矛盾的观点分析事物解决问题，最终引导对立走向统一，合二为一，执两用中，螺旋上升，推动认识的深入。中医的脉学饱含一分为三辩证思维，使用三极、三分的方法解剖脉象，可以指导我们从最初指下茫然，心中一片混沌，到指感渐趋走出混沌的"一"，到达一分为二境界，呈现出各种两两对立差异的景象，然后"揣而锐之"，仔细打磨，渐至目无全牛之态，接下来合二为一，见山终是山，见水终是水，到达"三分"境界，从而完成脉学科学螺旋上升的完整认识过程。

第二节　脉学与中庸

如果让我举例什么可以称作智慧？我想中庸应当算一个。从中道到中和再到中庸，就是从方法论层面上升为"尚中"理论思维的过程。

虞廷十六字云"人心惟危，道心惟微，惟精惟一，允执厥中"，即是告诫世人人性危怠，道心精微，要精研而专一，诚实而保持中道。中庸思想来自儒家伦理道德范畴，其本质则是一种方法论，因为有两、有中也就构成了"三"，中庸是三分之道的认识成果，其核心可以总结成一句话：在合适的时候做适合的事情。中庸的含义有中道与时变两个方面，体现在中医脉学则为阴平阳秘，或命之曰脉贵中和。

一、中道

中医学认为,健康的意义在于生命的平衡。健康是对生命的肯定,疾病是对生命的否定。人生是短暂的,生长壮老已的历程相对而言又是漫长的,若要在漫漫近百年间克服自身先天的偏颇,后天的失养,躲避人祸天灾,平衡身心保持健康以善其终,实属不易。只有将"人"字大写,舒展铺开,释放人性,养性以求延命。《孟子·告子章句上》言:"人有鸡犬放则知求之;有放心而不知求。学问之事无他,求其放心而已矣。"夜半警醒无眠之时要常"求其放心",扪心自问,心性是否离开中态? 行走的步履是否偏离了生命的中线? "收心守中"是养生护命的简捷法门。遇灾变失其态而不伤其气,伤其气而不失其志,尽最大的努力保持中态,保阴惜津,使自己的阳气收放自如才是养生境界。

由于先天禀赋不同,脏腑气血厚薄不均,得五形之气不全,加之后天感受六淫七情、饮食劳逸之伤害,真元耗散,脏腑功能失调,生命时常处于失衡状态,可谓"中庸之道民鲜久矣"。中医学的健康是生命复杂性系统的自我平衡状态,所谓治疗就是纠偏拯弊,以药性之偏对治人体脏腑气血之偏,让生命状态从偏颇复归中道,无限靠近第三极境界"阴平阳秘",抱元守一,不离生命的重心,以求驻世长久。

清·傅松元认为,虚怯之人要学会谦逊以自保,强实之人行事不要过度,他在《医案摘奇》中说:"虚者,实之对也,不足之谓也。怯者,勇之对也,不果敢之谓也。劳者,逸之对也,使用过量之谓。损者,益之对也,斫消之谓。故自知虚,则不可与人争,自知怯,则万事退避而谦逊;自知劳,则安而养之;自知损,则守而节之,此治虚怯劳损之要议也。"提醒不足者要自守而毋失。"然耐劳之人,常恃精神气血有余,恒过用而不自觉,苟或觉之,尚可有为。若略待可而又劳之,终致竭绝,莫可挽回。"对有余者,当自保毋使过度,而恪守中道。

中道哲学用之临证仍是以"平和为期",如傅松元脉案,春霆之子禀赋偏颇,阴气弱而阳偏亢,患遗泄症颇重,故虽年已及时,因其弱,亲戚皆以为未可娶。体质弱而又患遗泄症,怎样掌握阴阳平衡?傅氏认为:"脉弦而强,弦为阴不足,强为阳偏旺,青年质弱,常有是脉。医经有阴平阳秘,精神乃治之说,平者,一波不兴也,秘者,深藏无泄也。夫欲阴之平,必先使阳之秘。今青年攻苦读书,君火不藏,则相火兴发,于是泉源波浪,阴不平而精自遗,精遗,则阴日亏而火日旺,火益旺而精益遗,互相循环,日趋羸弱。建议速娶,使阳得散而静,阴得平而不浪泄,则病自止而体自固。从其言为之娶,于是身体日健。"

傅氏一番论述可谓参透中庸,"阴平阳秘"是一句话,如何下手大有技巧,此处不采取正治反折,清君相之火,而是顺应其势,使阳散而静,阴气自平,打破原来阳旺扰阴的循环,可谓通达阴阳之道。

二、时变

通过以上的介绍,我们对中庸的基本姿态有了印象,这里必须注意的是中庸这种"执两用中""中道而行"贵在动态,假如要求人们时时事事只能选择中间道路,终致无所作为,是对中庸的俗解。应当与时屈伸,懂得权变。在人们印象中,一直以来提到中庸总给人的感觉有平庸的意味,中态就是不紧不慢,瞻前顾后,总在规避矛盾,像调和论,这是对中庸的误解,也是理解不透彻的缘故,忽略了中庸权变的一面。《荀子·不苟》:"与时屈伸,柔从若蒲苇,非摄怯也;刚强猛毅,靡所不信(伸),非骄暴也。义以变应,知当曲直故也。"崇尚中态,亦允许流于一偏。这种随时变应,允许偏颇而预期全时程用中的做法叫做"权"。它较之于不知权变而固执于中的做法更胜一筹,《孟子》说"执中无权,犹执一也。"

事物在运动、变化和发展中,形成了不同阶段的"时","与时屈伸",适应变化了的情况采取不同的对策,甚至是前后矛盾的对策,但在时序上兼容,这是中庸思想允许的。遵守中道而又懂得权变才算真正得到中庸思想的精髓,中道与权变同样不可偏废。

从脉学而言,脉象要应时而变,生命的状态不能总是保持单调姿态,如脉象应四季天时而变,春毛、夏洪、秋弦、冬石。还有脉象的常和变,如《脉贯》说:"性急之人,脉数是其常也,适当从容无事,亦近舒徐;性缓之人,脉迟是其常也,偶值倥偬多冗,亦随急数。"必须诸脉审察,随人变通,因形气而定夺,"人身固有一定之形气,形气之中又必随地为之转移,方能尽言外之妙也。"此即为清·王孟英所说的"量体裁衣"之治,《王孟英医案》记载:许培之令祖母,年逾七旬,久患淋漏,屡发风斑。孟英持其脉,弦而滑,舌绛口干,每以犀角、生地、二至、芩、蒿、白薇、元参、龟板、海螵之类息其暴;甘露饮增损,调其常。人皆疑药过凉,孟英曰:量体裁衣。禀属阳旺,气血有余,察其脉色,治当如是。病者乃云:十余年前,偶患崩而广服温补,遂成此恙。始知先天阳气虽充,亦由药酿为病。依据常理,年高而药用大凉是禁忌,但察色按脉,乃素体阳盛误补所致,治疗不可循常理,此时当遵从权变。

　　无论承认与否,知觉与否,我们都时刻处在某种系统之中,且经常是非中庸的状态。有时候不甘心,不放弃,看似"无理由"坚持,其实是在经验之外,凭直觉走向某个系统的中心,暗合了中庸之道,这也是时变。

第三节　脉学中的两个对立统一

一、脉象是整体论与还原论的辩证统一

　　中医学是按照整体论方法建立的知识体系,作为一门方法论学科,系统科学从整体上认识和解决问题,推崇整体论,但古代整体论是朴素的,把对整体的认识建立在直观的基础上,不追求深入系统内部精细,但离开对组分的精细了解,对整体的把握必定是模糊的、肤浅的,所以随着以还原论科学为基础的现代医学的兴起,中医学曾一度受到冲击。

　　还原方法是一把利剑,它可以把研究对象还原到越来越深的层次,把物质还原到夸克,把生命还原到基因,使我们对客观世界的认识越来越精深细致。然而,随着现代科学对局部和细节的了解越来越详尽,人们又发现自己对整体的了解反而越来越模糊,逐渐意识到例如宇宙起源、生命本质、意识奥秘、社会未来走向等重大问题,不会单纯依靠还原论获得答案,整体论仍然具有特殊的方法论价值,获得极大发展的西医无法取代中医的理论根据就在这里。

　　系统性是整体论与还原论的对立统一,系统性就是在整体论与还原论之间寻找中态,钱学森在《创建系统学》中说,

系统论是整体论与还原论的辩证统一。先秦哲学家杨朱以"多歧亡羊"典故谈到过这个问题。杨朱的邻居丢了羊,带领许多人,又请杨朱的随从帮忙追赶,最终羊还是丢失了,缘由是"歧路之中又有歧焉。吾不知所之,所以反也。"作为哲人的杨朱,却从这件小事中见微知著而多有感触,"戚然变容,不言者移时,不笑者竟日"。门人对此很奇怪,请曰:"羊贱畜,又非夫子之有,而损言笑者何哉?"杨子并没有直接回答其中的道理,而采用暗喻的方式启发学生们。经过反复讨论,一个叫心都子的弟子做出了解释,他说:"大道以多歧亡羊,学者以多方丧生。学非本不同,非本不一,而末异若是。唯归同反一,为亡得丧。"杨朱通过多歧亡羊看到事件本身包含的方法论意义:每一条路都是一个系统,伴随羊不断走向远方而歧路旁生,系统的中心发生移动,系统外延不断扩大,趋向复杂性,数据量激增,原有的系统被突破,代之以更大的系统,那么原有系统要素和规律将不再适用而无所作为,则目标的丢失不可避免。解决之道只有接受心都子的意见——"归同反一"重获系统,或者建立新的更大的系统。

如同陷入多歧亡羊之境,对脉象指感分辨的过度追求导致迷失了中医辩证思维,同样是过犹不及而失于中道。这个中道是指中医理论体系与脉学系统,只有遵循系统的范畴和规律方能正确使用,超出这个圈子,即使自认为突破亦是孤军深入,破坏了系统完整性,这是当今脉学面临的一大课题。

比如西医血液成分的各种改变,脉学的确可以从指感方面有所体察,脉学中有些专门针对血液成分而设立,如清浊、滑涩等。如肝功转氨酶增高、三高症,可以包括在涩脉中,指感灵敏可区分出转氨酶高与甘油三酯高脉象涩感的不同,高血糖可以用测定糖涩搏来分辨。传统脉学中脉病关系更像一个集合,含有多种病理因素子集。涩脉在脉学里面表征气滞或血瘀,血液运行不畅,也主湿浊阻滞,气血运行受阻;或者阴虚津亏,血液浓缩,运行不畅。可以看出,涩脉的主病是无法与现代医学胆固醇、高脂血症或高血糖等相对等的,如何以脉象指导辨证治疗需要探讨。可以看到伴随指感之"羊"的走远,显然突破了原有系统,中医原有体系已容纳不下,但新的系统并未建立起来,遂导致摸出来的指感除了归附西医检查指标而无所适从,缺乏中医辨证意义。

　　为了形象地说明这一点,这里用大家熟悉的数码图片来比喻,分辨率数千万像素图片,随着局部的放大展现在眼前的境界是不同的。总览"全图"我们可以看到全貌,原图推进,注意力有所指向,所得图像就成为局部放大结构。那么最初的那个"全图"真的就是整体吗? 它又是来自哪个系统的整体呢? 这像极了脉学认识的过程。

　　人对于脉象的体察精细程度是不同的,也可以认为每个人具有的"像素"分辨能力不尽相同。也许大多数人是"百万像素"上下,如果有人可以达到"数千万像素"或者更高,如此高精度"分辨率",脉象中的信息也会像数码图片那样逐层显现,直至纤毫毕现,但局部清晰起来必定带来整体感的缺失,或者有时很难定义自己指下所见,究竟处于哪个层面,属于哪个系统,这就是"多岐亡羊"的现代命题,亦即你不知身处哪一条"岐路"的岔路口。

　　所以中医和脉学的关键问题是学会中医脉学系统的"游戏规则",学习在"游戏规则"内理解和处理问题,这明显要难于在某些方面突破它。过去比喻"纸枷"的约束力要甚于"木枷"和"铁枷"原因即在于此。

二、脉象是有形成分与无形成分的辩证统一

脉象有形成分包括脉管形态、脉壁的软硬厚薄、脉波形态、血流质感、血流速度、脉管周围组织等;无形成分包括脉势、温度、振动成分等。有意思的脉象、有故事的脉象藏在无形成分中,脉象携带信息,脉动只是载体,完整意义上的中医脉象即是有形成分与无形成分的辩证统一。

谈到脉象的无形成分,尤其是脉象信息中涉及人的心理、心性部分,有人会提出疑问说诊脉不是诊病吗? 为何总是讲这些? 实际这是从宏观整体对人进行调整,人是性命两者结合为一的整体。

道家对此的认识是人一出生就有病,在后天修行中应不断进行消磨纠正,以达到平和为期,然后才能长养道行,正所谓"为学日益,为道日损",有些类似基督教的原罪论。中医认为人的体质是有偏颇的,阴阳气血偏胜偏衰或者五行不均,用当今盛行的身心医学是讲得通的。"心药"才是大药,唯有纠正偏颇的心态才能从根本上治疗身体的疾病,意识的发源点错了,等于每日都在造病。故而《大学》一上来就强调"诚意正心",认为心正则气正,是日后修身齐家的基础。临床摸到很多人的脉象,首先感到的是"其心不正",那么后果是"其气乃偏",所谓"偏"也就是失去中态,走向极端,至于何时造出有形之病,那只是时间问题而已。

脉象遵循"气变"到"形变"的原则。中医学研究的是生命现象,是活生生的机体,故而有一个重要的原理是"气变在

先,形变在后"。疾病是一个过程,有时脉象虽然出现了病变特征,但若导致形变,中间会受到许多因素影响,例如可能虽然出现高血糖脉象特征,但检测血糖数值仍属正常值范围;脉象已经出现高血压脉势,测血压数值仍在正常范围,等等。形而上谓之道,形而下谓之器,无形的气机变化属于形而上,有形可见之器属于形而下。中医脉象有时获取的是气化过程信息,提示趋势和预后,不见得当下立现。

较之于西医的检查指标,脉气与脉势等无形成分更能从整体观上把握人体的疾病走向。比如这个病案:张老先生,76岁,住市区,2015 年 9 月以心悸胸闷 1 周伴眩晕、失眠、心烦来诊,西医诊断:高血压;冠心病。脉象沉弦而涩,紧。来疾去缓,脉气高。从脉势看,阳气外而上,明显失于收敛。病人为求稳妥,将自己托付给医院,要求入院"全面"治疗。8 天后,找中医会诊,诊脉发现除了脉象的来势稍缓,脉势并未大变,从中医角度而言病机未动。自言入院"全面治疗"后,症状虽减轻,但终不像理想中那样"全面好转"。看得出,此病人在医院里获得最多的是心理的依靠。

李某,男,47 岁,公务人员,由于职业原因,经常外出饮酒,每周两三次是经常事,他的体质是金行人,脉管薄,脉形小,脉来软,浊。在酒精的影响下,他的脉气常常是飘起来的,缺乏滋养,脉气就会躁起来。脉管收敛,但整体浮在寸口组织中。整个脉体受湿浊之累有下移趋势。自感经常身体困乏,思维缓慢,反应迟钝。有一次相隔许久未见,诊脉发觉他的脉气沉下来了,阳气内敛收归根本,脉血流清了,不像往常那样驳杂。询问之下,云已经戒酒,身体轻松。

脉象旋律感也是无形成分之一,脉动是能量传送引起的一种波,既然是波就会有波形、频率、振幅等物理量,尤其是在脉动本身的升降波之外还有另一种谐波,我们称之为谐振波,这是一类高频波,因为有谐振波的存在,使脉象能够携带更加丰富的信息,是解析脉象时不为人识的有力武器。我们听到的音乐或电台的谈话类节目都是将信息调制在谐波上,物理波经过调频调幅,于是就承载了不同的信息。人体寸口脉很像经由内脏组织器官、气血经络、情志个性、环境境遇等综合因素调制的谐振波,做为诊脉者,就是从谐振指感的"音律"感受整个生命状态。

第四节　外感咳嗽治疗中的辩证法思维

哲学是理论思维吧!与现实有什么直接关系吗?哲学能治咳嗽吗?

中医治疗外感咳嗽,从哲学角度看,本质是对内外关系的理解和掌握。将"内、外、中"与脉象的"浮、中、沉"相对应,是处理外感疾病的原则界限,对外感病首要治则是分离,设法将交战双方分开是最理想的,其次是调和矛盾状态。

肺气通于天,人生活在大自然中,时时与天地之气交流,须臾不可断。中医藏象学认为肺主气,人浸泡在大气中,大气通过鼻咽直达肺部,在肺内与人体之气进行交换,另外,肺在体合皮毛,皮肤毛孔、腠理也是人体与外界气机交流的重要途径,这在外感病的发病和治疗中意义重大。

中医学治疗外感病有着与西医明显不同的诊疗思路,如同中国内家拳顺势发力,而非硬顶硬撞,有巧力在里边。刘惠民先生在《麻疹和肺炎的防治法》中谈到"西医师每遇着体温高的热病,多用青霉素、磺胺类药及其他抗菌药和冰袋消炎、退烧,是很有效的方法;但在治疗麻疹当中,初期以青霉素等药消炎和冰袋罨法,在中医经验上是不甚相宜的。祖国医学当中,治疗麻疹方法,不怕发烧,就怕落了热,而是以发表、解肌、透毒、发疹为主要治法,即待疹子已出,仍须饮芫荽芦根汤或升麻葛根汤,发表,令其慢慢地出齐。亦不令其没落得太快(即是收得过早),如收得过早,即很容易并发肺炎危候。《伤寒论》一百四十四条里说,病在阳,应以汗解之;反以冷水噀之,若灌之,其热被劫,不得去,弥更益烦。而麻疹一症,属于阳毒,非用发表、解肌、透毒、发疹之药是不行的。而且用以上疗法,令营卫和内脏之郁热凝结者,尽表而出之,就可没有并发危候;凡疹子出不透,或收没太早(俗称回了疹子),才能发生各种危险恶候。近几年来,看到西医麻疹书籍中,还没有特效药治疗,只用青霉素、磺胺等药消炎法治之,所以西医用药治麻疹时亦多采用这类消炎药进行治疗。若不退烧即用冰袋冷罨法,如此治法,使火郁热毒闭结内脏,致令营卫之郁热病毒益形加剧,关闭不能外达,以令疹子出不来,或出不透即收没了。每致坏病百出,危症立至,多致不救。终致患及祸至,束手受败而已。若疹子缓缓收没后,有疹后之余热,或有肺炎咳嗽、喘息等症,在这个时候,用青霉素等消炎药必有良效。所以张仲景医圣在《伤寒论》一百四十四条中之明训,诚为我们治疗麻疹和外感病应该表解者之良好经验。

此处虽然是针对麻疹治疗而言,但我想这些原则对外感病处理都有指导意义,而脉诊在此过程中,能够起到诊察病机的作用,以浮、中、沉为纲领,如同内家拳的"懂劲",会很好地掌握外邪入里的程度,外邪与内邪的关系。中医治外感疾病有丰富的经验,个人认为,其中最精华的应该是区分内和外的理念。对待外感疾病,在外邪入侵机体前期,首先采取的措施是分离内外,设法驱邪外出,防止其与人体内邪勾结成患。

今人彭应天《中医方脉精微》认为,人秉五行,因风气而长,宋元以降,有荆防病学派在萌动,为人们所忽略。他认为在众多复杂的外感疾病中,伤寒与温病虽多见,但相当多数病证是被"荆防病"纠缠所致,外邪入里,如油入面,会产生复杂的症状,遍及上中下三焦,如:眼目红肿、耳痛、牙痛、咽喉肿痛、鼻塞、流血、涕黄、咳嗽痰黄、痢下赤白、或带绿色、焦黄风沫,甚或肠风带血、妇人带下赤白黄、痛经、经期赶前错后、崩漏,胃酸胀痛、风温疹癣、关节痛、小儿食不长肌肉,老人疲乏困倦等。脉诊时均有荆防二脉出现,治疗时随证加入荆芥和防风多迎刃而解,究其原因,荆防一入血分,一入气分。

桂枝脉:左手寸关尺三部脉管壁之内侧面,另出现线状脉一条,和脉管相平行,与脉管外壁相处于若即若离之间,随同脉搏起伏跳动。浮取则得,间或出现于关寸部和关尺部。可见证候:头昏、头痛、项背强痛、胃腹痛、恶心欲吐、烧或不烧、阵汗出,又复恶寒,而痛不因汗解,有时汗愈多而痛愈烈。

荆芥脉:浮取左寸浮大或数。证见头昏痛、眩晕、耳痛、目赤、疮疖、痢、寒热、疹等,乃风邪侵袭血分。

防风脉:浮取右手三部脉管壁外侧,紧临管壁处有一线状脉,随同脉搏跳动。可见证候:眩晕,头身痛,骨节痹痛,四肢挛急,左胸胁痛,疮疡、癣疥、疲乏困倦、烦满易怒;老人皮肤发痒、脱屑;咽喉肿痛、耳下肿痛、眼红肿痛;肠鸣腹胀、便泻等。

防风入脾经,除风湿,能发汗,治关节痛,尤其是四肢,与黄芪配合能止汗。看来它不但与脾胃经络有关,还与汗腺紧密相连。荆芥一药,清头目,利咽喉,主治头风痛、无汗、疮、疥、血晕、寒热、瘰疬结聚、血痢、吐衄、小儿发热抽搐、腮腺肿毒。

在证候上,荆防二病易合并发生。若汗出当风,或劳热之后,突遭风寒侵袭,汗腺突闭,郁热排泄不畅,毒物郁积,血热随起,聚于上则头目耳鼻腮腺项,肿痛疮衄起,发于表则风湿疹痒癣起,陷入肠胃则胃腹痛泻赤黄绿风沫,与妇女经血相搏则痛经,月事不调;与脾湿相合下行,又成五色带下。青年儿童气血旺盛,得之多发病于上。妇女血虚,遇之多生经带病。脾胃气虚者多生泻痢或便不畅病,这已形成一定的规律。

防风病不但与荆芥病结合,如遇血分受寒时,又与桂枝病合并发生,形成关节病。不独荆芥而已,当荆防病邪热传入半表半里时,也常有柴胡证出现。刘草窗的痛泻要方,所治恶寒、发热利下不爽、色焦黄或绿,或白沫,腹痛,不喜饮食等,有人认为是消化不良,实则荆防病邪入里,用白术、炒杭芍、防风、柴胡、砂仁、甘草等服之立效。

荆防病的这些规律,已形成与伤寒、温病两大体系不同的疾病特征,诊疗时应独立看待。如果说荆防二药能促进人体免疫系统功能的话,那么荆防病便可认为是人体免疫系统的病患了。

中医学认为外感咳嗽作为外邪侵袭,一则从口鼻而入,自咽喉而入肺;再则从机体毛窍腠理而入,对整个机体产生影响。笔者治疗外感咳嗽,使用多年的经验方是自拟"菀花止嗽汤",就是基于这两点而组方,方如下:

紫菀 12g,冬花 15g,麻黄 6g,桂枝 12g,石膏 30g,荆芥 12g,防风 12g,瓜蒌 30g,橘红 12g,双花 10g,黄芩 12g,甘草

3g。水煎服。

此方主治咳嗽痰多,恶寒发热,鼻塞流涕,咽痛头身疼痛,甚则憋喘、心悸、胁肋胀痛等。

生物医学模式思维认为人体是"干净"的,对一切危害和引起机体不适的外来因素都该消灭之,将细菌病毒视为死敌,这是两分法对立思维模式,为此人们付出过沉重代价来扭转认识。中医治外感是唤起机体的抵抗力和人的生机,不以压制病邪为取胜,着眼驱邪外出,忌讳闭门留寇。久守病床前的人都有体会,目睹被细菌病毒侵袭击倒的患者,病体沉重,卧床不起,除了看着药液一滴一滴地滑落和漫漫等待,内心只有用"病来如山倒,病去如抽丝"来解释和宽慰。中医认为不仅要打击外邪,更加需要扶助的是人体的正气,扶起沉重的病躯,使人体这个巨系统实现自我平衡、正常运转。这就不是打击、对抗外邪的单边主义所能胜任,而应采取三分之道,统和诸方,兼顾整体,类似弹钢琴的方法。

第五节　命门学说

在中国古代神话中,许多神仙有三只眼睛,如心高气傲、对玉帝"听调不听宣"的灌江口二郎真君有第三只眼,端端正正地立在两眉中间,可以洞察万物真形,令之无所逃遁。这大约是人类对特殊认识能力的向往,亦可能是美学对称性原理在舞台效果上的表现,属于三分之道两实一虚状态崇尚中道的写照。在中医、脉学领域三分法两实一虚典范之一就是命门学说,就是说两肾与命门也是一分为三关系的体现。

寸口脉的脏腑定位可分为功能定位和结构性定位两种,

中医学的脏腑观属于藏象学说,是功能系统,非单一实质性的解剖器官,中医学寸口脉的脏腑定位是功能状态的投射定位,就像"舌为心之苗","肾开窍于耳"一样,并非脏器实体的直线联系,这种功能状态定位理论的形成是古代医家长期临床经验总结的结果。《诊宗三昧·脉位》云:"或问:古人以三部位分别脏腑,而大小肠之脉,或隶之于两寸,或隶之两尺,未审孰是孰非,愿示一定之理,以解学人之惑。答曰:皆是也,皆非也,似是而非也。缘经无显论,所以拟议无凭。要知两手三部,咸非脏腑定位,不过假道以行诸经之气耳。"

六脉归五行,两侧寸口六部脉,五脏各一,归于五行,两个肾脉分属两尺,左侧尺脉主肾阴,右侧尺脉主肾阳,临床用药于是有左归丸、右归丸与之对应。那么代表肾中阴阳的左右尺脉统一在哪里?人体就这么左是左,右是右分列两边了吗?答案就在命门。受到太极和相火以及丹道文化的影响,有些中医学派认为命门的位置在两肾中间,是人体阴阳水火的根本。如明·赵献可认为命门"即在两肾各一寸五分之间。当一身之中。易所谓一阳陷于二阴之中。"他在《医贯》中论述到:"命门在人身之中,对脐附脊骨,自上数下则为十四椎。自下数上则为七椎。内经曰七节之旁有小心,此处两肾所寄,左边一肾,属阴水。右边一肾,属阳水。各开一寸五分,中间是命门所居之宫。"也许现代医学从生理解剖角度看两枚肾脏在结构和功能上差别不会很大,但中国医学却寓予其对立统一的特性,这里的统一超越对立的任何一方,确立了命门学说。即使对命门学说存在争议,如《难经》以右肾为命门,为有形;明·张介宾认为命门是子宫和精室;明·孙一奎认为两肾中间是命门,乃两肾中间之动气,非阴非阳,是造化之枢纽,阴阳之根蒂,为无形等等,然而从方法论而言,都属于三分法思想范畴是显而易见的,是在两极实态之中,领会到寄寓其中"虚化"的第三极形态,体现出中国哲学的至巧之思。

证诸中医脉学临床,左肾右命颇具参考价值,但也并非可以视作判断肾阴肾阳虚实的铁律,毕竟有胶柱鼓瑟之嫌,还是整体判断,左右相参比较符合临床实际。周学海《脉义简摩·卷一》论述寸口脉三部分配脏腑时认为,"玩肾与命门俱出尺部,是两尺俱候肾,俱候命门矣。盖命门为元阳与真精所聚,水火同居,浑一太极也。火之体阴,其在下也,动于右;水之体阳,其在下也,动于左。故《难经》曰:右为命门。又曰:其气与肾通。"两尺脉虽分左右,但可分不可离。在《脉简补义·卷上·命门三焦说》中有"脉管之形,则血之所成也。故以脉形之虚实,候真阴之虚实;以动势之盛衰,候真火之盛衰。至当而不易者也,奚分左右尺耶?"紧盯脉形与脉势,确为真知灼见。

学脉之初,我也曾以尺脉形态来裁断肾气,但是那样的脉学层次只会时或中病,脉学的高境界要以"动势"、以"无形"——超越具体形态为门径。周学海《脉义简摩》曾说:"脉神非从迹象上苦思不能悟入,许叔微曰:脉之理幽而难明,吾意所解,口莫能宣也。凡可以笔墨载口舌传者,皆迹象也。至于神理,非心领神会,乌能尽其玄微?独所谓意思忻忻,悠悠扬扬,难以名状,非古人秘而不言,欲名状之而不可得。姑引而不发,跃如于言词之表,以待能者之自从耳。"脉学嘱咐可谓语重心长。

曾遇到一位耄耋之年的老汉,体质较好,高血压病史多年,六脉为实脉,左右尺脉相参,没有很大的差异。他有一种经历是平素血压尚稳定，每当感到腰部脊骨中间火热时血压就升高很快，伴随腰部火热上冲遂产生眩晕感，细辨发热部位与命门很相似，显然不适感的产生是人体阳气异常升动的缘故。

本市患者李某，女，73岁，体质壮实，我们打交道近十年了，她的脉象总是厚实有力，大而搏指，两侧尺脉没有明显沉弱或虚细之象，然而这些年来她的疾病大部分表现在下焦脏器和下肢，两胫骨凹陷性水肿，双膝肿胀多年，不可下蹲，已经形成内八字，行步蹒跚，两侧膝关节半月板去年都已置换，膝为筋之大会，肝肾之精亏虚很重。上焦火大，有时口舌生疮，明显是肝肾之阴不足，相火易位，故而其双尺脉反不会沉弱。每次给她诊脉完毕，我都比较感慨，这时如果盯着人家尺脉之形就容易被误导了，还是要懂得综合评判，看"动势之盛衰"，对医理、脉理必须有一个透彻的理解才行，这就是前面说的"学问之活"所在。清·黄宫绣《脉理求真》云"持脉之道，贵乎活泼。若局守不变，则所向辄迷，又安能审独求真，而得病之所归者乎。"守矩是肯定，越矩是否定，何时守规矩，何时逾越规矩，这个尺度的把握即是三分之道的精华。

命门火衰这个证型有时被划入肾阳虚，如赵金铎主编的《中医证候鉴别诊断学》就合并为一。一般认为，命门火衰更加倾向于元阳不足，气化无权而温煦失司、水湿内盛及性功能衰弱，如五更泄即是命火不足，阴寒极盛，洞泄不止。经云：肾者，胃之关也。久泻根自肾命火衰，不可专责脾胃，当大补下焦元阳，使火旺土强而制水；阴水证多属于肾阳衰弱，开阖不利，无阳则阴无以化，膀胱气化失职，水液稽留，乃典型的肾气丸证型。

关于命门之火,《医法圆通》认为:人之运动,全在先天一团真气鼓动耳。饮食虽入于脾胃,非真气鼓动,不能腐熟水谷。真气鼓动,则一切饮食,立刻消融脏腑一身,立刻俱受其泽,又何尝是脾之功乎。观于朝食暮吐之病,早晨所食菜饭,至晚尽行吐出,菜饭全然不化,称之曰命门无火。由此推之,是赖脾乎,是赖气乎。古人无非借物寓理,借象著名,今人不识一气浑合躯壳之道,先后互赖之理,认脾为宗,其谬已甚。学者切不可执定脾肾,以论先后,当于无形并有质上以求理,以言先后可也。"火为土之母,这里的朝食暮吐病机就是命门无火,中医并不认为消化吸收仅仅是脾胃的事情,这中间有一个重要的过程是"气化",胃肠的总动力来自命火,参看《内经图》可知,人靠这把"底火"蒸动,把外界食物能量转化成自身所有,这个"转换"的确属于一个人的能力,许多疾病都是这个环节出现了问题。

第六节 三焦学说

中医藏象学的三焦属于虚态范畴,上中下三焦的形态是虚的,或者说只有大概的范围,而非实质性脏器。

三焦是六腑之一,其名出自《内经》,是上中下三焦的合称,作为六腑之一,与心包络相表里,《内经》虽论述了三焦的部位和功能,但具体概念论述不够明确,《难经·二十五难》《难经·三十八难》都认为三焦"有名无形"。虽然后世对三焦的实质形态有争议,但对三焦生理功能的认识还是统一的,一是主持诸气,二是水谷运行的道路。清·吴鞠通根据上中下三焦所属部位概念,在《伤寒论》基础上,结合温病传变规律提出三焦辨证,他在《温病条辨》中以三焦论述温病证候特点和传变,成为温病辨证的方法之一。

对于三焦在寸口脉的定位,《脉经》已经约定:"寸主射上焦,头及皮毛,竟手;关主射中焦,腹及腰;尺主射下焦,少腹及足。"后世基本遵从,而略有发挥,清·周学霆《三指禅》云:"上焦主内而不出,其治为膻中;中焦主腐熟水谷,其治在脐旁;下焦主出而不内,其治在脐下一寸。既平列上中下三焦,候脉自宜候寸关尺三部。"这些看法大致可取,临床也多所验证。

上焦:据《内经》《难经》的论述,一般将横膈以上的部位作为上焦,包括心肺及头面部。上焦的生理功能可以概括为"上焦如雾",一是受纳水谷,二是宣发布散精气于全身。《灵枢·决气》说"上焦开发,宣五谷味,熏肤,泽毛,若雾露之溉。"由此可知,上焦的脉象不能收敛太过,寸脉不宜低平,才能保障其开发布散的功能。《景岳全书》:上焦之候,如太虚神明之宇也。故而上焦的脉象不能重浊,否则清虚之地就变成邪实盘踞,浊气在上了。

中焦:中焦部位一般指横膈以下至脐以上的中上腹部,指脾胃二脏。晋·王叔和《脉经》认为肝脉在左关,属于中焦。到温病学派创立三焦辨证,将肝列入下焦范围。中焦的生理功能可以概括为"中焦如沤",主腐熟水谷,蒸化精微,化生气血津液,《灵枢·营卫生会》认为中焦"泌糟粕,蒸津液,化其精微,上注于肺脉,乃化而为血,以奉全身,莫贵于此。"中焦脉象变化较多,张景岳说:中焦之候,如灶釜水谷之炉也,即是说中焦胃脘是阴阳清浊的分水岭。脉象以冲和为宜,两关脉不能微细,不能濡滑淋淋,不能气旺胀大,等等,总之运化的枢纽要灵活。

　　下焦：下焦的部位一般指胃以下，体表从肚脐以下的部位和脏器，包括肝、肾、大小肠、膀胱以及男女生殖器官等。主要生理功能可概括为"下焦如渎"，主传化水谷糟粕，排泄二便。《灵枢·营卫生会》说："故水谷者，常并居于胃中，成糟粕而俱下于大肠，而成下焦。渗而俱下，济泌别汁，循下焦而渗入膀胱焉"。下焦的脉象要充沛，两尺脉要沉实一些，厚重一些，不能濡、散，不能浮、细。因为人体的权衡在这里，"压舱石"在下焦。

第八章

脉象要素之三分解读

　　较之寸口脉而言,人体是比较大的,临床疾病种类也比较多,而寸口脉相对而言又很小,要做到以脉知人,以脉知病,只有在脉象的精细上下功夫,设法挖掘脉象的种种变化,所以脉象真是一门"致广大而尽精微"的学问。我一直在探寻各色各异的脉学体系,唯有如此才能打开脉学的大门,扩展眼界,领略脉学的绚烂精妙。

　　脉象要素是系统辨证脉学对脉象的分类方式,独到而新颖,与经典脉学有相重合之处,而角度不同。下面按照脉学三分之道遴选其中具有代表性的内容加以介绍。

第一节　包　　容

　　三分法的包容形式是指对立双方以肯定方式统合为一,组成一个新的不同于二者的统一体。矛盾双方虽然互相对立,实际互相之间皆有可取之处,可以借鉴对方纠正自身的过分保持自身平衡。包容的特点是对立双方互相补充,合成中道,比如文兼武备,刚柔并济之类就是三分之道的包容形式,将双方的优点和长处包容进来,达到完整全面的状态。

一、刚柔

刚与柔是对立的。刚、柔是指血管的柔韧程度,是指血管壁张力的高低,张力高者为刚,张力低者为柔。正常情况下,血管壁保持一定的张力,从而使心脏间断泵出的血液形成定向血流,运送到全身各组织器官,发挥其相应的作用。血管壁张力过大,则血流阻力增加,过小则不能形成定向而持续的血流。血管壁的柔韧程度与遗传因素有关,并受年龄的影响。有高血压遗传病史者血管壁的张力高,血压低和体质阳气虚者血管壁张力低。

刚、柔的意义:

辨病邪寒热:寒则收引,热则弛张。外感寒邪则脉象刚劲,经典脉象的"紧""弦"脉都有血管壁张力增高的因素;热邪、湿邪充斥,则筋脉弛张,血管壁的张力降低。

辨血实血虚:血虚脉道空乏无力者脉软;血实脉道充盈有余者脉刚,因此周学海说"形软有因血虚……形硬有因血实"。

辨疼痛:刚弦主痛,任何部位的疼痛和肌肉的痉挛状态,都会在相应的脉搏部位出现脉管壁张力增加,如"边脉"就是当某个器官组织发生病变时,由于受病灶刺激而出现相应桡动脉血管桡侧或尺侧壁的局限性张力增加。

辨心理状态:心理张力高者脉刚,心理张力低者脉柔。心理紧张者右尺脉弦直,血管壁张力增加;喜悦脉象表现为左寸管壁周围组织松弛的状态,反映出和谐、从容、圆润悦指的感觉。

132

以三分法而言,刚柔应当包容并存,表现为刚柔并济,包括两种状况:

1. 刚柔并济,亦刚亦柔。脉象刚柔适中,既不太过刚躁,亦无过分阴柔。给诊者以舒适而不过分的指感。

2. 当刚则刚,当柔则柔,宜刚宜柔,以求其和。古人云"文武之道,一张一弛",张弛有度,不惧怕偏执,能够将偏执的立足点变为新的中心。赞赏偏执似乎与"中和"主旨不一致,前提是懂得权变。

刚紧而满的脉象是现代社会生活忙碌、节奏快、人们精神压力大在脉象上的映射。这里运用写意思维,对刚脉进行细致的解读,从中看到一个个紧张忙碌的众生相。临床经常遇到一些小企业主来看病,他们奔波劳碌,脑弦紧绷,脉气刚而满,真是心力交瘁。我常劝他们要学会刚柔并济,急切时要刚,平素则以缓柔为上,学会转换自身状态。

某女士,29岁,本市市民,2015年4月14日来诊。主诉:月经后期半年。半年来月经周期后延,一般拖十几天,有时竟达30余天,以致怀疑自己怀孕(婚后两年一直未孕)。面色黄,肌肤间夹杂粟粒状丘疹。心烦、头胀、手胀,近期体重增加明显。纳少,二便调。脉象:刚而紧,尺脉沉细。脉来急疾难安,一至未落,一至已起。气机在天际,怎能不烦?气机上冲怎能不头胀、肢胀?尺脉不应,肾精经血怎能满溢?与患者同行的人介绍说她做培训方面的工作,数年来事业有成,常四处奔走,今天出了医院门就要去订到深圳的机票。病人是济南人,婆家是胶东,经常早上人在这里,傍晚已乘高铁回了风筝故乡。病人衣着时尚,官话字正腔圆,思维清晰,透着干练。常夜间听客户反馈至下半夜两点。忙碌伤气,熬夜伤阴耗血,遂致经血无源而经期后延,珠玉更无暇着床,何来子嗣! 刚而失柔的身体好像"弯不过来",人的脊柱有三个生理弯曲,还得加上膝关节要学会弯曲。那种三部脉贯透,脉气很紧的人,往往腰不柔软,膝关节也僵硬,这就是为何人生气的时候,大家会劝"坐下说",人的身体弯曲一下儿,减小了直上直下的力量,气就不那么紧了,情绪也就不那么急躁了。有时候人的膝关节弯曲更难一些,人直立行走,不习惯长时间屈膝,屈膝无疑增加心脏的负担。有些两侧寸脉很大的人,屈膝一会儿就会感到头痛,因为这个动作使气血下行,身体气血分布调整,于是他的脑部缺血而造成不适感。但如果人的气血长年累月聚集在上焦和头部,势必造成不通畅,这也就是要"脑通""心通"的原因,按说心脑是血液丰富之地,何来梗塞? 西医认为动脉粥样硬化血管变细阻塞,中医认为是气血失和,中医思维不能只想到有形之血,却忽视无形之气的存在。

普通人的气血运行状态比较一般,在日常生活中还可以保持流通,但遇事或者环境变更,要求一高就难保通畅,比如寒邪痹阻,天一冷,身体姿态马上僵硬了,血管变硬;再比如坐长途车、越洋飞机,蜷缩肢体时间一长,环境不利于气血运行,自身气血循环容易出现问题,身体下部的气血凝滞而出现下肢静脉血栓。

像火车要到站、快进站了,很多人都坐不住,身体直挺挺的,立在那里等着,有血液循环不良的问题,更主要是精神主导的作用。人一动,阳气活跃,脉气升浮、刚紧起来。躯体弯下来,比较好入静,气血下沉,所以很多人困坐无事,容易打盹,那就是放松沉降太过了,摸一下脉象,会出现怠缓和来势不及的柔象。

有人问，为什么现在的腰椎间盘突出病这么多呢？平常人的腰胯关节没有训练，人体上下行的气机到这里挤住了，腰胯僵死了，时间一长，气变形成实变被影像学检查出来就是各式各样的突出。

二、高深

高、深指脉搏波起伏运动的高深程度。高深要素见于整体脉象，从三分法而言，高深有时可以兼容。脉搏波起伏运动的高深程度标志人体阴阳的大小和固密程度，中和态的脉象应该既高且深。清·周学海在《重订诊家直诀》云："高深，以诊气之嘘吸也，此指来去之远近。所谓息之深深，达之亹亹者，气之操纵也。浮沉是阴阳嘘噏之已然，高深是阴阳嘘噏之方然。一言气之所在，一言气之所至。"通过这段论述我们可以看出高深的实质是直抵阴阳层面的，与脉象要素浮沉和来去是不同的，浮沉是脉搏搏动的垂直性脉位，浮位于浅层，沉位于深层；来、去是指脉搏波的上升和下降时段的势能；而高深则是指脉搏波起伏运动的纵深程度。

高、深的意义：

可以判断阴阳的开阖功能。脉搏升起（高）有余而沉降（深）不足，表示机体阳气有余，阴气不制；或阴气不足，无力敛阳，常见头痛头晕、失眠等证；沉降（深）有余而升起（高）不足，表示阳气亏虚，鼓动乏力；或阴气有余，困遏阳气不能外出，常见头昏、嗜睡等。

高深可以判断人的个性。心高气傲，趾高气扬之人，脉多升浮有余；性情镇静宁谧，则脉多沉降有余。

脉象有多高，就要有多深才行，否则阴阳不匹配，容易出现问题。中和的脉象应该涵盖高深，高深兼具，"机深祸深，量大福大"，叫做既高且深，而这实际上是人的素养，是对气机的掌控能力，能动得起来，又要沉得下去。脉象高起来之后，有阳升就要有阴降才行，"阳在外，阴之使也；阴在内，阳之守也。"阴阳失守，放出来收不回去，人的脉象就出现浮脉或沉脉，偏离中和之态。

因体质禀赋，太极大小，两仪深浅不同，一个人能担多大的事是有数的。如果人小事大，阴阳被拉长超出限度，阳不能发，阴不能敛，就会导致疾病。清·傅松元《医案摘奇》记录了两例脉案，从中可以看出操劳懊恼之后，人体阳气不耐烦劳而发病。

倪氏为长孙娶妇，吉期将近而病不能起，不寐，不能食，腹中甚饥，食难下，勉咽之，即作欲呕，无可奈何之状不可言述，脉缓滑无力，乃神劳虑烦，虚火上炎胸中，故烦冤不解。当治病求源，因思虑伤神而病，由今而家各事，一切由他各尽其职，不再与商，如其问及，皆云妥矣。卧房只须二侍奉汤药，不许与外事交接。待吉期过后，病即愈也。方用西洋参、石斛、麦冬、辰神、熟枣仁、龙骨、炒扁豆、芡实、谷芽、莲薏，嘱服五剂，概不忌口，凭其所喜而食，后果新妇入房，病者起坐矣。脉象缓滑无力，失去高深之势，不耐劳作，遇事伤神而虚火上炎，食寐皆丧。唯有静心向内，摒除外界干扰，生命才可恢复稳态。

俗语云"与人不睦，劝其盖屋"。乡农顾某筑室营造，劳瘁过度而病，六七日不食，合目则喃喃自语，不知何言。问其云何？亦不自知。欲食而不能食，欲起无力。病患素俭朴，自谓无病。及问其因何不能食？他说：腹频饥，见食不能咽。问其睡眠，则一日数十次，但为时甚短，仅数分钟而已。问其胸中如何？则云难过而不堪名状。脉象软滑而细。诊为烦劳伤神，操作伤力，虚火萦心，病名懊恼，非易治也。于是询问其家人工程何时完工？答曰：须二十余日。但此病只可保其十日，在十日内完工，可保无虞。用养神法，处西洋参、麦冬、茯神、龙骨、石斛、芡实、莲薏、扁豆子、谷芽，除虚烦懊恼。十二日工竣，十四日病者起坐而安。食难下咽，一日假寐数十次，都是阳气劳烦失敛，泛张于外的表现，事大而两仪浅薄，太极失于固密遂发病。

第二节　制　　约

三分法的制约形式是指制约一方之过度，防止走向反面。用对立面补足一方的欠缺、不足或过头的趋势，以期达到平和的状态，形成两端的中和态，一个新的第三极。

《荀子·宥坐》记载了一则意味深长的故事，孔子到周庙参观，看到了一个倾斜着的器皿，孔子问守庙的人："此为何器？"回答说："可能是右坐之器。"孔子说："我听说右坐之器，水满就倒覆，缺水就倾斜着，水在中间位置时刚好端正，是这样吗？"得到肯定的回答后，孔子还让子路取水试验了一下，果然是满则覆，中则正，虚则欹。孔子看到后喟然长叹说："世间的事物哪里有满而不覆的呀！"子路于是请教怎样才能做到持满而有道？孔子列出来一个标准："持满之道，挹而损之。"具体怎样做才行呢？孔子叙述了九种品质：高而能下，满而能虚，富而能俭，贵而能卑，智而能愚，勇而能怯，辩而能讷，博而能浅，明而能暗。后世称作"至德九品"。可以看出高下，满虚，富俭，贵卑，智愚，勇怯，辩讷，博浅，明暗这九对范畴是对立的,若遵循《易经》损卦的智慧做到"损刚益柔有时,损益盈虚,与时偕行",就是说相机减损刚强、补充柔弱,减损盈满、补充空虚,最后就能得到好的结果,"自损而终,故益"。

脉象要素中也有需要制约,防止其过度者,如刚而不硬,柔而不弱,即脉象保持一定的刚,但刚而不过,刚而硬则导致脉气太盛,为病态,同理脉柔也有一定限度,柔而不能弱,等等。

一、上下

脉象要素的上、下,是整体脉象特征,指脉动轴向位置超出了寸口三部。上指脉搏搏动范围超过了腕横纹向远心端移位;下指脉搏搏动范围超过了尺部,向近心端移位。如果在整个脉体延长的同时,向上超出寸部称为"溢脉",向下超出尺部称为"覆脉",当整体脉体延长时,"溢脉"标志机体整体的邪气充斥,"覆脉"主邪气下溜。当整体脉体缩短,或脉体长度不变,整体脉位向上、向下移位时,则意味着机体上下阴阳平衡被破坏,出现气机的升降失常。当"上盛"时,气机逆乱在上,临床常出现头面、胸部的症状,有升无降则必然下虚,会同时出现下部阳气的相对不足,而显示"推而上之,上而不下,腰足清也"的征象;"下盛"时,气机沉陷在下,常出现二阴、腰腿部的症状,有降无升则必然上虚,会同时出现上部阳气的相对不足,而显示"推而下之,下而不上,头项痛也"的征象。正常的脉象要"上而不溢,下而不覆",方为中和态。

二、浮沉

浮、沉是指脉搏搏动在寸口部所处位置的深浅。脉浮是指脉位表浅,而脉沉是指脉位深下。可见于整体脉象,也可见于局部脉象。

脉象的浮沉《脉经》用"持脉轻重法"辨别浮、沉脉,将寸口部位"按之至骨"的实际深度划分为十五个层次,即十五菽。以中间三层为"中",则一至七层之间为"浮",凡寸口脉在"十至十五菽之间",都是沉脉。其中,第"十五菽"相当于"按之至骨"的程度,这是沉脉的最大限度。这里要注意古人所命名的"能浮"与"能沉"的脉象概念相鉴别,那指的是脉搏波升、降的态势,不是指脉象所在的浮、沉位置。

浮、沉的临床意义:

1. 辨表里、虚实。浮脉主表,有力主外感邪气有余,无力主气血亏虚,无力沉潜;沉脉主里,有力主邪气有余,实邪阻滞,无力主气血阴阳亏虚,鼓动乏力。

2. 辨常脉。李时珍《濒湖脉学》:"女子寸兮男子尺,四时如此号为平。"是指沉脉见于女性寸部、男性尺部。虽沉脉主里证,有力为里实,无力为里虚,但是一年四季均如此,则为无病的平脉。

3. 辨个性。性格外向者多脉浮;性格内敛者多脉沉。

4. 辨生活经历。平时从事重体力劳动者多脉浮;从事脑力劳动、生活安逸者多脉沉。以三分法而言,浮沉两极对立,皆为偏颇。平脉应当非沉非浮,以求中道,浮不可冒,沉不可伏。

三、敛散

敛散:中和的脉象当敛而不闭,散而不滥。人体气机的运动基本形式是升降开合。敛散这对要素,我的体会是能够代表人体气机开合的一对范畴。

敛、散指桡动脉血管收缩和舒张运动的态势。敛是桡动脉搏动扩张有限而迅速回敛,桡动脉壁与周围组织间界限清晰;散是桡动脉搏动扩张有余而回敛态势不足,动脉壁与周围组织界限不清晰。敛、散可见于整体脉象也可见于局部脉象。

脉象"敛散"的概念出自《重订诊家直诀》:"敛散,以诊气之寒热也,以两旁之边际言,非宽窄之谓也。宽窄,指脉体之大小;敛散,指脉边之清浊。故气寒血盈,宽而亦清;气热血虚,窄而亦浊,亦非刚柔之谓也。刚柔,指脉体之硬软;敛散,指脉边之紧松。故血虚气寒,软而亦紧。血实气热,硬而亦松,脉中有脊,而两边浑浑不清也"。由此可见,敛散指的是血管扩张和收缩的势能,要与桡动脉粗细和刚柔进行鉴别。敛是经典脉学紧脉、弦脉的重要组成因素;而散是散脉、虚脉的重要组成因素。现代研究证明,脉搏的压力波和振动波向外发散的趋势与周围组织对它们的传导功能有关,发散传导不及或收缩有余则敛,发散传导有余或收缩不及则散。

敛、散的意义:

1. 辨寒热。中医学认为,热则发散,寒则收引,故感受寒邪,经脉拘急,则脉管扩张不及而见"敛"象;感受热邪,经脉弛张,血中邪热透发,则脉管扩张有余而见"散"象。

2. 辨气之虚实。阳气具有统摄功能,正气充足,统摄有力则脉见"敛"象;气虚统摄乏力则脉见"散"象,如《医灯续焰》所说:"其脉弦者,弦为阴脉,敛束急直,无抑扬鼓动之势,正阳运之不足也。"

3. 辨心理状态。在心理脉象中,"敛"多表示心理张力较

高,表明有紧张、关注、贪欲等;散则表示心理张力较低,大大
咧咧或无欲无求。

四、迟数

迟数,指脉率的快慢,见于整体脉象。

古代医生以呼吸周期来计算脉率,认为一息四五至为平
脉,如《素问·平人气象论》说:"人一呼脉再动,一吸脉亦再
动,呼吸定息脉五动。闰以太息,命曰平人。平人者不病也,
常以不病调病人,医不病,故为病人平息以调之为法。"由此
可见,《内经》是以一息四五至为正常至数,这是符合实际情
况的。《脉经》记载迟脉"一吸三至,去来极迟";《濒湖脉学》
《医学入门》均认为迟脉的特点是"一息三至",大约相当于现
代的每分钟 50 次脉搏跳动。数脉的诊断标准是"六至为
数",相当于现代每分钟脉搏次数多于 90 次,后世医家多遵
循这种规范。

迟、数的意义:

1. 辨别疾病的寒热。"迟则脏病为寒",阴寒内盛或阳气
不足,鼓动血行无力故脉迟,有力实寒,无力虚寒。"数则腑
病为热",有力实火,无力虚火,浮数表热,沉数里热,细数阴
虚。但是并不完全符合临床事实,因此,古人提出了补充性的
认识,"腑病亦有迟脉,脏病亦有数脉,以迟数别脏腑,固不可
执,而以迟数分寒热,亦有未尽然者……若迟而有力更兼涩
滞,举按皆然者,乃热邪壅结,隧道不利,失其常度,故脉反呈
迟象"(《难经正义》)。即使表现出的寒热与迟数相符,还有
寒热的真假,"储种山曰:凡病寒热,当以迟数为标,虚实为
本。且如热症见数脉,按之不鼓而虚者,为元气不足,虚火游

行于外,此非真热,乃假热也,作不足治之。如诊而实,方为真也。且如寒证见迟脉,诊之鼓击而实,为邪火伏匿于中,亦非真寒,乃假寒也,当作有余治之,如诊而虚,方是真寒"(《四诊抉微》)。经典脉学以脉迟数判定疾病的寒热属性,并有大量的文字论述寒热之虚实真假的脉象鉴别特征,但是在临床实践中,以脉之迟数定寒热亦不足为凭。

2. 辨疾病的预后。脉象的迟数可以预示疾病正气的盛衰和病情发展,"迟脉……痼疾得之则善,新疾得之,则正气虚惫,疮肿得之,溃后自痊"(《奇效良方》)。

迟脉与数脉都比较极端,平人脉象无论落到哪一端都不好,中和之脉要防止二者走向极致,应该是迟而不滞,数而不疾,这样于脉学理论与临床实践都比较有意义。

第三节　超　越

对立双方以否定的形式统合为一,构成一个新的统一体,也就是不着眼于两极任何一方,而是超越对立双方,达到新的中道。

二十五对脉象要素代表机体不同系统、不同层面的二十五种平衡状态,涵盖外感内伤,气血津液,脏腑盛衰,体质禀赋,心理情绪等诸多方面。每一对脉象要素的"中态"表明一种稳态,综合起来,整个机体就处在二十五种稳态中,自然阴平阳秘,驻世长久。

我大概总结了一下,约有十六对脉象要素可以超越对立两极,达到执两用中,我称之为"十六非",即上下:非上非下;浮沉:非浮非沉;粗细:非粗非细;结代:非结非代;曲直:非曲非直;凹凸:非凹非凸;急驶:非急非驶;刚柔:非刚非柔;稀稠:

非稀非稠;滑涩:非滑非涩;强弱:非强非弱;迟数:非迟非数;疾缓:非疾非缓;寒热:非寒非热;敛散:非敛非散;长短:非长非短。

今选取其中部分内容讲解如下:

一、粗细

粗、细是指脉动应指的周向范围大小,即手指感觉到的脉动粗细。脉动应指范围宽大的为粗,而应指范围狭小的为细。一般脉宽大约在 2.7mm 左右,脉宽大于寻常为脉粗,小于寻常为脉细。脉动的粗细度除与桡动脉本身宽度有关外,还与桡动脉整体周向运动的幅度有关。粗细要素可见于脉象整体,也可见于单部。

粗、细的意义:

1. 辨体质。素体脉粗表示气血旺盛,充盈脉道;素体脉细表示气血虚弱,脉道不充。

2. 辨虚实。疾病过程中脉象变粗,有力者则为火热充斥体内,"粗大者,阴不足阳有余,为热中也";无力者为阳气虚衰,摄纳不及。脉象变细,无力者则为气血阴阳耗损;沉细而强者则为痰浊、瘀血阻闭等。

3. 辨气血运行态势。粗细可以反映气血的运行状态,若气血运行不受拘束,则脉粗;气血运行拘束不畅则脉细。《脉诀刊误》中云:"(弦脉)此血气收敛不舒之候","主拘急";《脉诀乳海》曰:"状若筝弦,气血收敛也"。

4. 辨心理状态。心地平和之人脉象粗;细心胆怯或思虑操劳之人则脉象细。

脉象要素的"粗细"表征出体质的强弱;正虚和邪实;心

理和气血运行状态。显然，脉粗、脉细俱为两极，均有失偏颇，平人脉象最好超越两者的极端状态，取中道而行。

二、强弱

强弱是指脉搏压力的大小。诊脉时按压脉管，脉搏应指有力谓之强，无力谓之弱。古人常以"有力""无力"称之，可见于整体脉象，也可见于局部脉象。强、弱是某些经典脉象的重要组成因素，脉搏压力强且脉形大，按之充实，如谷满仓，如大脉、实脉等；脉搏内压力大而形状小，如伏脉、牢脉。临床常见脉搏纤细而测血压偏高者，认真体会其脉象就可以发现其内部的压力较大。周学海说："强弱，以诊势之盛衰也"，需要久按才能明显地感受到脉动强弱。

现代研究发现，心肌收缩挤压血液进入血管，血液对血管壁产生内压力，使血液动能部分转化为血管壁沿半径方向的弹性势能，当后续的血液逐渐增多时，致使血管周向扩张。随着左心室收缩力的减小，进入主动脉的血液量逐渐降低，速度趋为零，血管周向的扩张变为收缩。当这个过程重复进行时，血管就呈现周向的张缩运动，体现到脉搏上即为压力脉动。这种压力脉动的大小即为强弱。

强、弱的意义：

1. 辨别疾病虚实。这是辨别整体虚实的标准之一，三部脉内压力均较大者，机体气血充实并邪气有余，为实证；三部脉内压力较小者，机体气血亏虚为虚证。

2. 辨气机升降浮沉。三部脉内的压力出现了不均衡的强、弱变化，则表示机体气血循环的均衡性遭到破坏，易于出现"上实下虚"或"上虚下实"的病变。如患者寸脉内的压力较大,而尺脉内的压力较小者,则表示气血直冲犯上而产生壅塞,身体下部气血不足,出现上则火热、下则虚寒的症状。"推求于上部则脉强盛,下部则脉虚弱,此上盛下虚,故腰足清冷也。"此时,"强弱"常与"上下"同时出现。

3. 判断病位。根据脉搏的强弱判断病所,"左寸脉弱病在左,右寸脉弱病在右"。某个局部脉管内的压力独强或独弱,也表示该部位所对应脏器发生了病变。

4. 判断体质。一般来说,脑力劳动者多脉弱;体力劳动多脉强。"男子阳气盛,故尺脉弱;女子阴气盛,故尺脉强"。

5. 判断预后和治疗禁忌。脉强表示正气不衰,邪气偏盛,故治疗当以祛邪为主;脉弱表示正气不足,治疗当以扶正为主。故"脉弱气虚,不可更下"。在疾病过程中,如果脉象和缓、压力不大则易治,如果脉压始终表现强劲,则邪难退却,治疗艰难。"脉弱以滑,是有胃气,谓之易治"。

从上可知,脉强或脉弱都偏离中态,平人脉象无法久居于强,也不可长久于弱,唯有超越对立双方,取非强非弱之状态才能脏气平和,合乎生命的王道。

三、稀稠

稀稠是指脉管内的血液浓度。脉稀是血液质地稀薄的指下感觉;脉稠是血液质地黏稠的指下感觉。主要见于整体脉象。现代研究发现,稀、稠程度与血液内有形成分的多少有关,血液有形成分和溶质增加,血液浓度增高则稠;血液有形成分和溶质减少,血液浓度降低则稀。血液黏稠度的改变,主要见于三高症、风湿免疫系统疾病、肿瘤性疾病、血液系统疾病如真性红细胞增多症等。

稀、稠的意义：

1. 稀主精血亏虚。人体气血亏虚、肾精不足，无力化生血液，则脉稀。贫血时的滑搏就是由于血液中有形成分减少，血液质地稀薄而出现脉"滑"的现象。

2. 稠主痰浊壅阻。血液中有形成分的增加，其流变性增高，如红细胞增多症或高脂血症患者，脉象均显示出"稠"的特征；外湿内侵，湿性黏滞，则脉现"稠"象，常发生在一些患有免疫系统疾病，且理化检查显示各种指标较高的患者之中。《医灯续焰》说："寒湿袭人，肌腠痹着，气道不利，脉安得不涩（滞涩）"；热邪灼津成痰或气郁痰阻，痰浊停留体内，变生成"老痰""顽痰"，脉象也相应显示出稠象。

脉象稀稠都失于中道偏向极端，只有超越二者才能保持生命健康。

四、凹凸

凸、凹指血液流层所显现出的凸出和凹陷特征。凸出即为高起的特征，可以显示出多种侧面，如形态可以是圆形、条索形、粟粒形和不规则形等；性质可以是质硬、质韧、质软和软泡等。凹陷可以显示为长条、圆坑和不规则坑等。可见于局部脉象和微观脉诊。凹凸显然都是处于两极的脉象，中和的脉象应是超越凹凸，非凹非凸。

凹陷的记载首见于《内经》，为三部脉中一部"独陷下"者，主该部位对应脏器出现病变。"凸"首次记载于《灵素节注类编》："寸口脉沉而横，曰胁下有积，腹中有横积痛……若沉而横，横者，顶指有力，而不顺轨，故知其胁下有积，及腹中有横积痛也。"这是指在血流中出现应指有力的局限性凸起，是腹中有积的脉象特征。或以为凸凹特征是脏器病变的重要特征,凸出者为"阳性脉晕",如触槐树豆角等,代表炎性肿块或肿瘤等;凹陷者为"阴性脉晕",如触笛管的音孔,为脏器的萎缩或缺如。"金氏脉学"则称凸、凹特征分别为"冲搏"和"断搏",并根据搏呈现出的不同性质判定疾病的性质。由此看来,古代医家有过相同认识,只是当时医学的解剖学基础薄弱,定位没有现代微观脉诊这样准确。

凸、凹的意义:

1. 辨脏腑气机状态。正常状态的脏腑气机是畅行无碍,一旦脏腑功能失调,气机郁滞,则在相应的脉位出现凸起,如郁怒化火,则在左关脉出现圆包样的凸起,按之像鼓起的内部压力较大的气囊;如果出现横克或反侮,则在右尺脉或右寸脉出现性质相同的气囊样凸起。

局部凹陷一般是相对应脏器的气虚,如右关脉凹陷则表示脾胃气虚,比如有些长期中气不足的病人,其右关脉会整个凹陷下去。

2. 凸可以辨痰瘀凝聚的部位。痰浊、恶血凝集,或水湿停聚,停着于机体某个部位,则在该部位的寸口脉对应点上出现不同性质的凸起。

3. 凸定病变性质。凸起的质地有决定疾病性质的作用,例如,手感如软泡样的凸起,多表示囊状占位;手感如硬结样扎手,多代表结石性占位;手感如橡皮状,多代表恶性肿瘤占位。

4. 凹陷显示相应脏器的萎缩或缺如。当机体内部脏器出现萎缩,或因各种原因的缺如,则在相应的脉位出现血液流层的凹陷。

第四节　主　导

对立统一的矛盾关系有些可以调和,比如文武,可以调和为文武兼备;脉象的刚柔,可以调和为刚柔并济。有些矛盾则不可调和,譬如忠奸就不可调和;脉象中的清和浊、厚与薄、动与静、荣与枯等范畴都是不可调和的对立,不能说一个人的脉象既清又浊,既厚又薄,这些针锋相对的矛盾不容调和,既然无法兼顾,那么作为三分之道而言,就要采用主导的方法解决。

主导是指新的统一者主导对立双方,像一枚硬币的字面和图面统一于硬币本身。

一、清浊

清与浊相对而不可兼得,不可调和,不能说一个人的脉象清浊并现,中和脉象只能以清统浊,这是三分之道里面比较特殊的中和现象。

清浊是指脉象清澈圆润和浑浊粗糙的指感,见于整体脉象。脉象"清、浊"首见于《太素脉》,《诊宗三昧》进一步阐述:"清脉者,轻清缓滑,流利有神,似小弱而非微细之形,不似虚脉之不胜寻按,微脉之软弱依俙,缓脉之阿阿迟纵,弱脉之沉细软弱也。清为气血平调之候。"清是正常的脉形,是气血平和,心情舒畅的状态。"浊脉者,重按洪盛,腾涌满指,浮沉滑实有力,不似洪脉之按之软阔,实脉之举之减小,滑脉之往来流利,紧脉之转索无常也。浊为禀赋昏浊之象"。浊脉的感觉是粗糙不畅,欠滑润的感觉,清、浊脉象本是道家用来判断人的禀赋贵贱的先天宿命论观点。近年来学术界将其外延加以扩大,包括了因血液成分改变而导致的血液黏度的改变,认为浊脉是脉气的浑浊,浮沉充盈浑浊有力,如漆行脉道。实际血液成分增加所造成的脉象改变主要是"稠"象,与脉气相合方称为"浊脉",形变要加上气变才行,否则将"三高症"之类病人全都判定"卑贱愚钝"是不合适的,血液成分的改变只是一个参考而已。

清、浊的意义:

1. 辨血质。脉清表示血液成分和流动性处于正常态,是"气血平调之候";而脉浊则表示血液成分的改变、黏度的升高,如高脂血症、糖尿病等。

2. 辨心理。浊脉一方面表示生活的艰辛造成的心理影响,另一方面则反映思维愚钝,反应迟缓等。

中和的脉象应该以清为主导,中医认为浊脉是痰浊、瘀血、湿热、寒湿、热毒等病因所致,加以辨证治疗,有些浊脉是可以改善的。

二、厚薄

厚薄指桡动脉血管壁的厚度。可见于整体脉象,也可见于局部脉象。

脉象"厚、薄"的概念出自《重订诊家直诀》:"厚薄……以形体言,非浮沉之谓也。故有浮而厚,有沉而薄。浮中沉三候俱有,按之不断,谓之厚;仅在一候,按之即断,谓之薄。"

此处所定义的厚薄为医者指下感觉桡动脉的血管壁厚度。一个人的脉象厚薄不可兼得,中和脉象应当以厚统薄。

厚、薄的意义:

1. 辨体质盛衰。体弱质薄之人，精微气血亏虚，往往桡动脉血管壁薄，古人所说的"芤脉"当如是；体壮质厚之人气血充盈，往往血管壁厚，"实脉"当如是。胃肠功能薄弱者管壁薄；肠胃功能健壮者管壁厚。

2. 指导攻补。壁厚体壮者可任攻伐，而壁薄体弱者则宜攻补兼施或纯用补益。

三、动静

脉象的动静是对立的，一个人的脉象不可能既动又静，中和脉象要以静统动。

动静是指在脉搏搏动过程中脉搏波的稳定性。"动"是脉搏搏动时血管壁的抖动、振动或细颤的感觉，是脉象中谐振波成分的增加。"静"是指动脉搏动时血管壁的附加振动较少，无杂乱波，缓缓袅袅，平静流畅。动、静可出现在整体脉象和局部脉象。

脉象要素的"动"与经典脉学的"动脉"存在差异。《濒湖脉学》在动脉的"体状诗"中说："动脉摇摇数在关，无头无尾豆形团，其原本是阴阳搏，虚者摇兮胜者安。"动脉是一种复合脉象，仅"摇摇数在关"来说就是一种复合成分，其中"摇摇"是指振动不稳，与脉象要素的"动"意义相同；而"数"不是指脉搏频率快，而是指脉搏波传导速度的加快，即脉象要素的"驶"。因此脉象要素的"动"只是经典脉学"动脉"的一个组分。

现代脉学研究证明，脉搏波在传导过程中，在血管的某些分支处或靠近骨的血管转折处可以发生反射而形成驻波，而脉现"动"象。疾病状态下，机体的心率与心室充盈情况发生变化,导致脉搏波的波长和驻波的波节与波腹数量发生变化,形成脉象"动"的表现。

人体内脏与其相连的动脉可以协同振动,心动的谐振与器官振动波可以共振,当其振动频率与心动的谐振波频率一致时会产生最大的振动效果,以形成共振。五脏六腑各依其振动特性,选择适当的谐波频率来共振,以减少血液循环阻力,顺利地从大动脉中分取压力波与血流的充分供应,充分发挥其功能。如果某一脏腑发生病变,器官功能降低,血液循环不佳,阻力大增,甚或振动频率改变而不能与谐波形成共振,则与其相同共振频率的谐波必然大受影响,故脉波频谱也将改变,频谱的改变则在脉象反映出"动"的征象。

心理脉象中特异心理成分无法用传统的二十八病脉来描述,常常表现出许多新的脉象特征,即脉象振动觉,其以脉搏的谐波分量为感觉主体,通过谐波振动特征的识别,感知脏腑的功能状态和各类心理活动基础。

动、静的意义:

1. "动"表示正与邪搏。《脉义简摩》:"六淫所感,必生拂郁……大抵脉浮,或洪或大或紧,而必数者也……是往来不肯沉静,而必欲出于皮肤也。"此处的"往来不肯沉静"即为"动",邪气束表,正气奋起抗邪,撼动脉管失稳,血管搏动时谐振波增多。

2. "静"表示邪退正复。《伤寒论》描述机体所受外邪解除,气血恢复正常运行时往往用"脉静身凉"来形容,说明邪正相争时脉象的抖动、振动、细颤等"动"的征象均得以消除,意味着邪退正复。

3. 心理健康与否的标识。谐振波的多少与人类的心理状态密切相关,心理变化的脉象特征多体现在脉搏运动趋势的变化,并与一定振幅和频率的谐振波具有特定的对应关系。心理状态紊乱时谐振波增多,则脉现"动"象,不同的心理紊乱状态则出现表征不同意义的"动"象。若心理健康者,则脉现"静"象,所以《素问·脉要精微论》中云:"切脉动静而视精明,察五色,观五脏有余不足,六腑强弱,形之盛衰,以此参伍,决死生之分"。

4. 局部的"动"反映机体特定的状态。病邪存在于机体之内会以某个状态为突出表现,反映于脉象中可以出现相应局部脉段的搏动稳定性差,或出现局限性的细微颤动。如《伤寒论》谓:"阳动则汗出,阴动则发热。"细微颤动波出现在关部以上则出汗;出现在关部以下则发热;细微颤动波出现在左关部,则表示肝气郁结;出现在右寸部,则表示悲伤情绪较重。可见脉之动、静是说明机体内环境状态的重要标志,生命的稳态自当以静为上,以静统动。

四、荣枯

荣枯是指脉干枯或润泽的感觉,与血液内水分的含量关系密切。可见于整体脉象,也可见于局部脉象。

历代脉学典籍中,没有与脉象荣枯相关的记载。仅在《王孟英医案》中有多处"脉干"的记述,如《王孟英医案·卷一·外感》:"儒医顾听泉,体丰色白,平昔多痰,晨起必喘逆,饱食稍安,颇有气虚之象。冬季感冒,自服疏解未效,迳孟英诊焉。左关弦寸滑如珠,尺细而干,舌尖甚绛"。此说明真阴不足,水不涵木,风阳内炽,搏液成痰的病机。

分析其原因,可能是将"脉干"淹没在了对"涩脉"的论述之中;而脉"润"则淹没在了对"滑脉"的论述之中。

枯、荣的意义:

1. 辨阴虚。阴液为血液的组成成分,阴液充足,血液得以润养,则脉润泽;阴液不足,血液失润泽,则脉干枯。"况体为阴液,多则滑利,少则枯涩,理势之必然者"(《医灯续焰》)。

2. 辨体液充足。体液是机体津液之组成部分,体液不足则意味着体内津液的减少。如"反胃,则朝食暮吐,暮食朝吐,或随食随吐。胃无余液,以致肠中枯燥而大便秘结,脉安得不涩(枯涩之涩)"(《医灯续焰》)。体液充足则脉体滑润;体液不足,缺水的患者则表现为脉体干枯,尤其以左尺脉明显,临床可以用脉象的干枯和滑润与否指导患者饮水量的多少。

由于枯荣对立而不可兼顾,中态脉象即以荣统枯,荣润主导脉象。

有些老年人,体质禀赋偏颇,年轻时阴津不足,年纪大了偏得更严重。先看一个病例:本市周某,女,78 岁,2016 年 2月 28 日来诊,主诉口渴一年余,夜间加重,她自己形容"拖不动舌头",嗝气,纳差,便秘,舌红,苔厚。已经服用过二十多天的中药,效果不理想。脉管一搭,手有种灼热感透出来,阳热炽张,大概以前的中药只是看到了阳热的一面,患者的脉管不细,反而在内热的作用下扩张开来,于是这个假象使人不敢下阴伤的结论,实际上这个脉真是热得很"辛苦",左尺干枯,阴不足,消化道失润,导致脾胃运化不良,嗝气,无水行舟而容易大便秘结。治疗时如果用苦寒直折,势必败胃,使纳差等消化系症状加重,须滋清并举,酸甘凉润为主,处方:麦冬 30g,石膏 30g,山萸肉 18g,天花粉 30g,槟榔 20g,佛手 12g,五味子

10g,乌梅18g,黄芩12g,栀子12g,葛根20g,生地20g,熟地15g,焦楂30g,麦芽30g,甘草6g,7剂,水煎服。2016年3月6日二诊,言有效,口渴减轻,仍嗝气,大便已正常。脉弦软,干,硬,仍有灼热感,上方加石膏30g、槟榔30g、五味子18g、葛根30g、大腹皮30g、莱菔子20g,7剂,水煎服,日一剂,巩固疗效。

　　体质偏不怕,五行不全是人生常态,只是要认得分明,平时注重纠正调护,让好的一面主导脉象,这样就可以尽量找回自己的中和态,使生命整体平衡而延长寿命。

第九章

几种常见的病脉

第一节　高血压脉象

伴随医学科学的进步,中医学的理论和概念亦在紧紧跟随着时代的步伐,出现相应的变化,比如诊脉时可以用现代医学指标作参考,高血压脉象的相关研究可以说是这方面的一个代表。

高血压是一种古老的疾病,但直到一百多年前发明了袖带血压计后医学界才对高血压的生理和病理意义有了认识。收缩压≥140mmHg 及/或舒张压≥90mmHg 被国际上公认为高血压的诊断标准。

"血压"的医学含义是指血液在血管内流动时对血管壁产生的压力,随着心动周期相应有"收缩压"和"舒张压"。若要直接测量这一压力,只有在手术中或对特殊病人进行"有创血压"监测时才能实现。平时所说的"血压",通常是指在上臂肱动脉处测得的体表动脉压,称为"无创血压",实际是间接测量值。

18 世纪初,英国医生哈尔斯将玻璃管与一根铜管的一端连接，将铜管的另一端插入马腿部动脉内，使玻璃管垂直，马动脉血管的血顺着玻璃管上升，这样就测出马的血压，这是世界上第一次血压测量。到了1896年，意大利人里瓦罗克西经过深入研究，改制成一种不破坏血管的血压计，由袖带、压力表和气球三部分组成，测量血压时，将袖带缠绕在手臂上部，挤压气球，然后观察压力表跳动的高度，来推测血压的数值。这种方法科学方便、安全得多，但只能测量动脉收缩压，而且也只是推测值，又过了大约十年，俄国科学家柯罗特柯夫发现了在体表对应处能听到动脉内血流冲击血管壁产生的脉动音。为纪念他，把这种声音称为"柯氏音"。他用可加压袖带锁闭肱动脉血流，然后缓慢释放袖带内压力，当压力与血管内的"收缩压"相同或略低时，开始有动脉血流，用听诊器监听到此时的"柯氏音"并同时观测到此时的袖带压力值，就可测出相对应的"收缩压"，接着水银柱下降，到脉搏跳动声音变弱时，此时水银柱所在的高度就是"舒张压"，这就是已有100多年历史的"听诊法"汞柱式血压计的测量原理。

从这个原理中可以看出，阻断与开放血流时造成血液涡流引起血流动力学改变所产生的振动足以对脉象指感发生影响，从而使得以脉象诊断高血压在理论上成为可能，在技术上提供了切入点。

临床对高血压的分类方法是按照血压水平分为三级：Ⅰ级、Ⅱ级、Ⅲ级。按照危险度分为四组：低危、中危、高危、很高危。我们的体会是高血压脉象属压力脉动。研究高血压脉象还是以高血压血流动力学分型较好，即：①高动力、高输出量型：收缩压与舒张压均增高；单纯收缩期高血压。②高阻力型：单纯舒张期高血压。③混合型。

中医学对高血压的认识体现在中风、头痛、眩晕等疾病的诊断治疗中,认为高血压病脏腑归属是中医的"肝脏"病范畴,在中医临床上常用"弦脉"概括高血压脉象,把高血压归类于中医学的肝阳上亢、肝风内动等范畴。

据现有的资料显示,中医较早的关于高血压的明确记载是张锡纯提出来的,在《医学衷中参西录》镇肝熄风汤条目下,张氏论述到:"治内中风证(一名类中风,即西人所谓脑充血证),其脉弦长有力(即西医所谓血压过高)……"方选取镇肝熄风汤或建瓴汤。张锡纯书中医案还有对高血压脉象的描述:脉象大而且硬或弦长有力;脉象实而有力;脉象洪实;脉象弦硬而长,左部尤甚;两手脉皆弦硬;左脉弦硬而大,有外越欲散之势;左部洪长有力;脉象弦长,左部尤重按有力;左部弦长,右部洪长,皆重按甚实,等等。

张山雷对高血压脉象有深刻的认识,他对高血压脉象的论述是我所推崇的。在《中风斠诠·卷第二·内风暴动之脉因证治》中有专门的"脉法总论",系统讲述高血压及其引起的脑血管疾病的中医病理和脉象表现,我可以说是按照高血压脉象专著看待的,他认为水亏木动,火炽风生,气血上奔,痰涎壅盛导致"血冲脑经"是中风病的病机所在,指出"弦劲、滑大、浮数、浑浊,甚至上溢入鱼、促击、促数搏指、虚大散乱等"都是高血压脉象的表现。

清·罗美《古今名医汇粹·卷二·脉要集》谈到《内经》脉要时曾指出一个"搏脉",后世脉书少有论述,他说"搏坚之脉,皆肝邪盛也,五脏皆畏之","搏之微,邪亦微;搏之甚,则几于真脏矣","搏,过于有力也,此为肝实"。从形态学和中医病机论述了高血压脉象。

综上所述,依靠"弦"这个单一脉象特征诊断高血压是不完整的,必须加入更多的特征综合评价。高血压脉象临床表现中能够找到洪脉、大脉、牢脉、实脉等传统二十八脉的影子。我们更倾向于以坚搏、弦数而紧、数而紧、数而有力、僵直而硬等复合脉象来表征高血压脉象。

高血压脉象研究是中医学理论与现代医学科学结合的良好接合点。高血压的病因是综合而复杂的,遗传、膳食、肥胖、肾素-血管紧张素系统、中枢神经和交感神经系统、血管内皮功能异常等因素都可以导致发病。高血压流行的一般规律表明,经济落后的未开化地区高血压相对较少,经济文化越发达,人均血压水平越高,这表明高血压疾病的社会心理因素是重要的一个环节,反复的过度紧张与精神刺激导致大脑皮质兴奋与抑制失调,皮质下血管运动中枢失去平衡,肾上腺能活性增加,使节后交感神经释放去甲肾上腺素增多,引起外周血管阻力增大而血压升高。这样患者在表现为高血压脉象的同时,往往携带多种脉象信息,例如体质脉象,心理脉象成分等,使同病而异治,为高血压中医辨证论治提供参考。

高血压病也是一种遗传病,有很多年轻人的脉象中带着高血压潜质的表现,显示其血压水平在缓慢增长,这正是中医脉象对于高血压病的独特意义。我们常告诫有这种脉象的人及早注意,趁着机体还有自我调节能力积极干预,否则一旦突破界限,再想降下来不容易。

高血压脉象的研究可以将血流动力学改变纳入中医学理论体系,揭示疾病本质,例如,弦劲之脉高动力高输出,表明肝风内动,气升火升;浮数代表阳越失藏;滑大代表痰阻气机;浅表而硬的脉象往往伴有血管的硬化;沉滞而模糊表明血管阻力增加范畴,属于阳热内闭,等等。

以脉象诊断高血压的方法方便快捷,利于健康普查与保健,指导用药。尤其对于不具备条件的急症,可以很快判断其血压情况,为救治提供信息。脉象可以明确区分"单纯性诊所高血压",优于动态血压监测(ABPM),能够综合评判患者的血压波动情况。很多高血压患者,依靠药物把血压水平降下来,测血压是正常的,但从脉象的表现来说远非如此,脉气的激荡或抑制明显说明是药物拮抗的力量在发挥作用。这说明中医的脉象可以用来指导高血压的药物治疗,评价措施是否到位,所选药物是否合适,用量是否恰如其分。根据我们临床体会,脉象指导用药治疗高血压较之于西医采用千克体重的换算方法用药有一定优越性。

第二节 脉象升支触觉特征与失眠

失眠,中医称不寐,是临床常见的疾病。主要由七情所伤,思虑太过或突受惊吓引起,亦有禀赋不足、年迈体弱等因素导致人体气血、阴阳失衡、脏腑功能失调所致。

失眠主要表现为:入睡困难、浅睡易醒、多梦、醒后难以入睡等睡眠障碍,以及白天萎靡不振、四肢无力、反应迟钝、工作效率低下、头痛、记忆力减退等全身症状。失眠如不及时得到治疗,轻则引起头晕头痛、记忆力减退;重则引起机体免疫力下降、内分泌失调、性功能减退、冠心病、高血压、抑郁症、精神分裂等,长期失眠还会诱发其他全身性疾病。

人们在睡眠呼吸暂停综合征的研究中发现,睡眠与脑血流变化有关系。睡眠呼吸紊乱可加重患者的血压和血液动力学改变,低氧血症及高碳酸血症可导致脑水肿,影响脑血流循环,导致颅内压增高,从而形成恶性循环。长期睡眠低氧血症和高碳酸血症,伴随病程延长而成为持续性改变,会继发一系列病理生理改变,如儿茶酚胺、血管紧张素和内皮素等分泌增加,使交感神经活动增强,心脑血管供血减少,等等,进而引起全身各系统的并发症。人体脑部血流的变化可以通过脉象反映出来。

脉学中一个脉动周期首先被分解为升支和降支两个部分。脉搏的起搏段组性特点为由弱变强;脉搏的回落段组性特点为由强变弱。这个过程与中医的清阳之气、中气是相关的。

临床观察脉搏波的升支,尤其是升支最高点,可以很好地反映脑部血流变化情况和组织结构的改变,与失眠证睡眠障碍的关系十分密切,所以通过诊察分析脉动升支和升支最高点的触觉表象特征,有利于诊断失眠、睡眠障碍,揭示发病机制,指导临床治疗。

在脉象升支中,反映脑部功能状态,与睡眠状态关系较大,颇具代表性的是升支高点,它发生于心脏快速射血期的后段,相当于脉搏图上升支后 1/3 的位置,即高峰期,其搏动特点是搏动力强,搏动幅度大,脉搏范围广,脉搏层次可贯串内外,持续时间相对较短,约为 0.03 秒,用轻、中、重三种指力均可感知。由此可以看出,升支的最高点基本包括脑部的血流状况和组织结构的变化。故许多反映脑部病变和功能障碍的特征都可以从脉象的升支和升支的最高点的变化反映出来。

在临床上脉动上升支,以最高点为主的触觉表象,也可以反映失眠、神经衰弱、睡眠障碍等的脉象特征。临床应用时我们可以通过手指的触觉,全面了解脉搏的不同变化,获取脉搏表象,形成脉搏触觉表象,来反映人体健康状况,了解疾病变化,而触觉表象特征的获得是通过脉动整体测定和脉动各段测定来完成的。

整体测定方法是先以最重指力迫使脉动停止,20秒钟后放开,以了解血流冲击力对脉动的影响。再以较重指力测出脉动的耐压力,然后以疏密不同的布指方法测清脉动范围,最后以轻重不同的指力测寸关两部脉动的强弱。检测过程中要注意脉动的软硬,脉搏速率是否稳定,并注意关脉脉动有无涩脉。

脉动各段的测定方法是先以较轻或中等指力测出脉动最高波幅,再以适当指力测脉动强度。然后以随法减压,测脉动升支和升支最高点出现的迟早与搏动强弱,主要是高点的各种变化。

失眠对脉动上升支以及升支高点的触觉特征影响是很大的,失眠症起病缓慢,病程较长,常有复发与波动,临床症状较多,几乎涉及所有器官和系统,其中以头昏、头痛、睡眠障碍、近期记忆力较差、注意力不易集中等最为常见。由于长期的精神负担过重,脑力劳动者用神过度,劳逸结合长期处理不当,或病后体弱等原因,引起大脑功能活动过度紧张,从而使神经兴奋与抑制功能失调而表现为易于兴奋和疲劳。当兴奋与抑制的失调影响到皮质下部位时,则会发生自主神经功能的紊乱,甚至出现各种内脏的症状,从而引起脉动升支各段发生变化。

通过实践探索,我们发现失眠的脉象变化大致可以概括为脉动上升支减弱或增强和升支高点抖动等变化。

1. 升支减弱的指感特征表现为上升支钝圆,无力,软塌,斜率小。每搏升支高点强度都降低,整个上升支时间延长。下降支出现迟滞。引起脑部血流缓慢或不足,血氧饱和度低,平均动脉压较低。

2. 脉象升支增强表现为上升支斜率大,尖薄,锐利,上冲。升支时间缩短,降支提前出现。脑部血流丰富,大脑皮质兴奋,脑细胞代谢活跃,不利于睡眠。

脉动上升支的过与不足和升支高点力度的差异过大,都影响脑部血流动力学的变化,导致作为"元神之府"的脑功能失调而出现失眠、睡眠障碍等症状,并可以出现其他身体不适。

3. 上升支高点的抖动标志着脑血流的不对称和不稳定,流速不对称与血管功能紊乱有关;而流速不稳定可能是血管阵发性痉挛或自主神经功能失调引起。各种血流速度异常因素可同时出现,如血流速度增快伴有不稳定,或者血流速度增快伴有其他动脉的血流速度减慢以及不对称等,而脑血流的不稳容易在脉动中形成涡流,使指感产生杂波,导致脉象升支整体触觉特征和升支高点发生变化,于是患者容易出现睡眠障碍和偏头痛等。

第三节　高血糖脉象

血糖指血液中所含的葡萄糖。人摄入的葡萄糖由小肠进入血液,并被运输到机体中的各个细胞,是细胞的主要能量来源。正常人血糖浓度相对稳定,保持一定的水平来维持体内各器官和组织的需要。

人体空腹血糖(FPG)正常范围在 3.9~6.1mmol/L。通常情况下,血糖浓度在一天之中是轻度波动的,一般来说餐前血糖略低,餐后血糖略高,但这种波动保持在一定范围内,从糖耐量试验和动态血糖监测可以看出,正常糖调节个体存在血糖波动,进餐开始 10 分钟后血糖浓度开始升高。一般进餐后 1 小时内血糖浓度达到高峰:7.8mmol/L,2~3 小时内恢复到餐前水平。日内血糖波动幅度在 2~3mmol/L,频率为每日5 次,而日间血糖波动幅度为 0.8mmol/L。

人体内的糖以血糖的形式进行运输。全身各组织都需要从血液中摄取葡萄糖供能,尤其是脑组织和红细胞等细胞中糖原贮存很少,必须随时供应血糖。当血糖下降到一定程度时,会严重妨碍这些组织的能量代谢,从而影响它们的功能。

血糖浓度的恒定依赖于糖原合成、糖原分解和糖异生三个过程的协调平衡,由神经-体液因素调节,主要通过肝脏来实现。在调节血糖浓度恒定的体液因素中,胰岛素具有降血糖的作用,肾上腺素、胰高血糖素、糖皮质激素、生长素等具有升血糖的作用。神经系统功能紊乱、内分泌失调、先天性的某些酶缺陷及肝脏等器官的功能障碍,能引起糖代谢失调,表现为高血糖、糖尿或低血糖。

我们从传统脉学的涩脉出发,放大涩脉的概念,将其精细化,把高血糖脉象称为糖变涩脉。由于血糖浓度升高时糖化血红蛋白、糖基化蛋白等增多,加之微循环中血小板功能及体内抗凝血机制异常,增加了血流的黏滞度,影响血液流利度而出现涩脉,诊脉时用不同指力对各层脉动分别感知,若发现某层脉动呈现涩脉,就用相应指力找出涩脉的特点,如果涩点质嫩且随饮食而改变者即糖变涩脉。

通过反复实践,我们对高血糖脉象特征可以总结为:

1. 稠涩而黏是高血糖脉象的基本特征。

2. 中层浅层面与深层深层面之间的稠密涩波。

3. 脉点软、嫩。

4. 以上特征随饮食发生波动。

高血糖脉象的脉位是在整体状态下感受高血糖脉象特征,并不局限于左侧或者右侧,不拘于六部脉何部脉位,这是由于脉动在六部脉表现力不均的缘故。此处总结的高血糖脉象特征特异性较强,只要出现这些脉象特征,就可以诊断,无关率律,无关压力和张力等。

再者,高血糖脉象特征不据定位,这是符合中医学辨证论治思维的,否则糖尿病的中医辨证治疗将陷入固定和僵化。

高血糖脉象表现在脉动的中层浅层面与深层深层面之间,越过或不及此层,都会失去特征,流体力学告诉我们,人体血液密度虽然保持恒定,但流体质点密度可以在流动中随位置发生变化,即使质点密度不变,但不能排除各个质点可以具有各种不同的密度,譬如海水在河口淡水下面入侵;含有细颗粒泥沙的混浊水在清水下面沿着地势下沉会形成异重流。由此可以用糖变涩搏的致密度或松散度测量血糖阈值。

高血糖脉象的出现也会受到许多因素影响,临床发现,如果患者已经常规注射胰岛素,一般情况下不表现出高血糖脉象特征,胰岛素对高血糖脉象特征的呈现影响巨大,但口服降糖药物相对影响小一点。

出现高血糖脉象不等同罹患糖尿病,高血糖不是一个疾病诊断标准,而是一项检测结果的判定,高血糖不等同糖尿病。糖尿病是一组由遗传和环境因素相互作用引起的临床综合征,是体内碳水化合物、脂肪和蛋白质代谢紊乱的慢性疾病,久病会累及其他组织和器官发生形态结构变化和功能异常,引发人体病理变化,如并发酮症酸中毒、肢体坏疽、多发性神经炎、失明和肾衰等,故而糖尿病是复杂的,不能以血糖升高单项而定,构建糖尿病脉象是系统的、组性的。

脉学技术古老而神奇,我们看到古人对血液成分的脉象感知是有记载的,只是他们缺乏医学检验学作为参考,只能泛泛归类于浊脉、涩脉而已,最终转化成一种对脉体范畴的追求。清·周学海在解释牢脉时曾谈到指下感受是"浑浊之中更带滑驶,指下如拖带无数黏涎",乃气血本浊,湿邪深渍,描述真切,直中病机。

脉象和检验数值之间的关系也值得思考,中医学研究的是生命现象,是活生生的机体,故而有一个重要的原理是"气变在先,形变在后"。有时脉象虽然出现了病变特征,但导致形变,中间会受到许多因素影响,例如,可能虽然出现高血糖脉象特征,但检测血糖数值仍属正常值范围。形而上谓之道,形而下谓之器,无形的气机变化属于形而上,有形可见之器属于形而下。中医脉象有时获取的是气化过程信息,提示趋势和预后,不见得当下立现。

第四节　贫血脉象

贫血是指人体外周血红细胞容量减少,低于正常范围下限的一种常见的临床症状。贫血的病因是由于血液携氧能力下降所致,常见的有缺铁性贫血、溶血性贫血、再生障碍性贫血等多种类型。临床上以血红蛋白(Hb)浓度来诊断贫血,即海平面地区成年男性 Hb<120g/L,成年女性(非妊娠)Hb<10g/L,孕妇 Hb<100g/L 作为标准。

　　通过脉象诊断贫血是中医脉学与现代医学科学血液流变学密切结合的一种实践,我们通过多年临床探索,证明血液成分与脉象脉点之间确实存在对应关系。血液的理化特性发生变化,可以反映到脉象的变化当中。运用脉学的一些技术对脉动进行分析,可以发现机体血液成分改变时脉象的信息特征,清代周学海称之为指法操纵之诀。他在《脉义简摩》论孕脉时谈到"迭用举,按以审其势。先以指重按至骨,令脉气断绝,不能过指,旋忽微举其指,尺部之下必有气如线,潋潋争趋过于指下,如矢之上射"。这种气线过指即是对血流的一种描述,可用脉学随法取得这种脉象信息,方法是用指腹取定脉位,取最大血流层面感受血液质地、浓度,并且按照脉动的起搏和回落加减指力,使诊脉时指力的变化速度与脉搏的起落速度一致,从而实现采集血液成分信息的目的。

　　据此,贫血脉象特征可以归结为:

1. 指下脉感质点稀疏

　　血液可看作密闭管道中的不可压缩流体,由于血液中含有血细胞和血清等多种成分而密度不均,血流在大血管中很少呈现分层流动,而是出现湍流,给施脉者以充沛鼓指之感。从血液生理来讲,红细胞是血液中数量最多的一种血细胞,正常男性每微升血液中平均约 500 万个(5.0×10^{12}/L),女性平均约 420 万个(4.2×10^{12}/L)。红细胞所含血红蛋白,使血液呈现红色,每个红细胞内约有 80 个血红蛋白分子,这些血红蛋白在血液的气体运输中有极其重要的作用,在血液中由红细胞运输的氧约为溶解在血浆的 70 倍,在红细胞的参与下,血浆运输二氧化碳的能力约为直接溶解在血浆中的18倍,故而血液中血红蛋白数量正常时,脉象测量指感应该是充实,具有一定浓度,脉象质点均匀,而当人体贫血时,由于红细胞血红蛋白数量、体积的不足,红细胞比容下降,血液有形成分缺失而导致脉感质点稀疏,诊脉时指下就是稀薄的感觉。

2. 脉象的力度不足,脉搏无力

贫血的临床表现一般为乏力、易倦、头昏、心悸、气促、心率增快等循环系统表现。这是由于贫血时红细胞内合成较多的2,3-二磷酸甘油酸(2,3-DPG),以降低血红蛋白对氧的亲和力,使氧解离曲线右移,使组织获得更多的氧,轻度贫血活动后引起呼吸加快加深并有心悸、心率加快。贫血程度愈重,活动量愈大,症状愈明显。当重度贫血时,即使平静状态也可能有气短甚至端坐呼吸。长期贫血,心脏超负荷工作且供氧不足,会导致贫血性心脏病,此时不仅有心率变化,还可有心律失常和心功能不全。这些症状的出现是由于血红蛋白量减少,血液含氧量、血氧饱和度皆不足引起的,机体组织得不到充分的氧供应,缺氧使得心脏搏动代偿性加快,血容量代偿性增加,心脏总的排血量增加,外周微血管代偿性扩张而外周阻力减小,形成高排低阻现象,脉压差加大,血流速度加快。心肌本身由于缺氧,搏动虽快但缺乏力度,这时的脉象摸上去就显得力度不足,呈现无力的脉象。

3. 流利度增加,呈现滑动之象

血液有流动性,具有一定流利度。血液中有形的细胞成分悬浮在血浆里,使血液具有一定的黏滞性。这种黏滞性来自于血液内部的分子和颗粒之间的摩擦力,血液的这种黏滞性可以测定,临床称为血液黏度。血液的黏度主要决定于红细胞的数量和在血浆中的分布状态以及血浆的黏度。血液的黏度越高,血液在血管中的流动阻力越大,机体组织器官的血液灌注状态也就越差,从而造成组织缺血缺氧。血液黏滞的程度是根据血液流变性变化情况分类划型的,贫血属于低黏滞血综合征,主要是血液质的稀薄,表现为血液黏滞性低于正常,形成低黏滞血征的原因主要是红细胞压积降低,多见于出血、尿毒症、肝硬化腹水、晚期肿瘤、急性白血病等。红细胞压积降低,血液流动性增加,流速快,指下感觉速度波异常。红细胞比积降低到 30%～35%,这个压积下血液黏度显著下降,血液流动性增加,脉象呈现流利度增加,趋于滑象。

第五节　阳气之用度

中医基础理论如阴阳五行学说者,言辞简朴而意境深奥,掌握基本概念和内容后,要在临床实践中深入理解,更要在生命运行中“内证”体会。笔者提倡通过脉学作为“内证”手段之一,使探讨中医基础理论具有坚实的根基,而非停留在文字层面的概念推理模式。下面以人体阳气为例,用脉象为指导做一说明。

1. 阳气之用

阴阳之原始含义是日光的向背,向日为阳,背日为阴。阳引申为光明,温热,运动,升发,外向等;阴引申为黑暗,寒冷,静止,内守,下降等。“一阴一阳之谓道”,中国哲学源头之作《周易》以乾卦为阳卦之首,坤卦为阴卦之首。乾代表阳德,品性为元、亨、利、贞,乃至阳,至刚,至健,至中,至正之意。阳气乃至宝,《素问·生气通天论篇》说:“阳气者,若天与日,失其所,则折寿而不彰,故天运当以日光明。"关于阳气之功用的描述:《素问·生气通天论篇》说:"阳气者,精则养神,柔则养筋",将阳气分作形神两用。现实中,阳气日日在用,然用之善者在于管控,升降自如,弛纵有度,阳气的状态如果过于活跃或者郁滞过度,打破中和之态,上升太过或不及是要出问题的。

脉象中阳气就是脉动升支。脉动之所以引起人的注意,就在于"动",对这个"动"仔细观察,会发现实际是由升降两部分组成的,阳主动,升支是心肌收缩,桡动脉扩张,指感明显,容易引起注意。降支是心肌舒张,桡动脉回弹,指感较微弱,不易感受清楚,但这不意味着降支不重要,实际脉象的降支比升支时段还要长。阴阳的同一性告诉我们,阴阳是对等的,互为根本,缺一不可。阴主静,主降,主收,是阳气升发的根本。阳气之用虽经常在上、向上,但"阳根"却在内、在下。在某种意义上说,阳气的功用取决于在下根基的深厚程度。

2. 阳气之度

我们以《周易》乾卦来说明阳气的升降之度,乾卦六爻的演化就是阳气运动所要遵循的原则。从形象而言,乾卦单卦为三条横线,可以视作脉位的上中下三层,为阳气的基本定位。复卦形式是六条横线,相当于将脉分为六层。

乾卦爻辞说,初九:潜龙勿用。阳气潜藏,乾卦初爻的德性就像潜伏隐藏的龙,阳气在下隐而不见,处萌芽状态,弱不堪用,形而未成。九二:见龙在田,利见大人。阳气越出地面,德施普也,到了施展的时机,可以行动起来做事情。九三:君子终日乾乾,夕惕若,厉无咎。阳气重刚而不中,上不在天,下不在田,要心怀谨慎,反复道也,从早到晚加心留意,不过度,避免差错。九四:或跃在渊,无咎。乾道乃革,阳气壮大,如龙腾水面,收放自如。九五:飞龙在天,利见大人。阳气盛壮,如龙行天下,日上中天。上九:亢龙有悔。盈不可久。乾卦从初爻开始,一爻一爻的演化,到了上九是最后一爻,升到极点,再无更高的位置可占,孤高在上,犹如一条乘云升高的龙,茫然四顾,无法再上进,物极必反,乐极生悲而生悔意。中医认为脉中阳气犹如龙雷之火,作为生命的原始动力,应当蛰伏于肾水、肝阴之中,寄藏于肝胆,以潜藏不显露为善,不可升越到"亢龙有悔"的顶点。

上九状态也有好处,就是产生亢盛之美,阳气亢越会产生特殊的艺术美,如歌唱家的高音部分,诗人、画家等艺术家们的癫狂创作状态,等等,美极但不可长久持续。

朱熹说:"明此六爻之义,潜见飞跃,以时而动","六位六龙,只与譬喻相似,圣人之六位,如隐显、进退、行藏。"六爻层次变化给阳气运行一个基本的定位和规律。

3. 阳气的状态

(1)阳气不足:在一个脉动过程中,如果脉来势上冲不及,而降下迅速,称之为来徐去疾,乃上虚下实,阳气升发不足的表现,会出现乏力、倦怠、恶风、精神萎靡、头昏。如若两寸脉虚细则出现头部空痛、昏沉、头晕、足下无根等症状。若脉象沉迟而弱,则出现自汗,口淡,小便清长,大便溏薄,畏寒肢冷等。

(2)阳气不伸:阳气郁滞,失于升发,脾胃气虚,肝失条达可见怠惰嗜卧,四肢不收,若值秋燥令行,湿热少退,则体重节痛,口苦舌干,食无味,大便不调,小便频数,不嗜食,食不消。阳气不伸的脉象表现为来缓去缓,来势不及。若兼见肺病,则洒淅恶寒,惨惨不乐,面色不和,这都是阳气不伸的缘故。《脾胃论》谓肺之脾胃虚,治以升阳益胃之法。

(3)阳气横逆:恼怒,木火横逆犯胃,入膈,支撑胸背,甚则呕吐痰涎,纳呆,大便不畅,苔白腻。胃为水谷之海,性喜通降,气火冲击,湿浊借机犯上,木旺侮土,心下胀满。像胃酸、胃胀、胃痞等症状,中医有时辨证为木旺克土,肝气犯胃。胃反酸是胃食管反流病的主要症状,食物进入胃部之后,首先分布到胃体和胃窦部分,上面就形成了一个高酸区,称作酸袋。胃腑以通降为顺,胃内食物的增加或在肝气作用下导致酸袋上移,当酸袋的高度接近胃食管结合部,甚至突破胃食管结合部进入食管,就会引起烧心症状。脉象表现为左关来势强劲,右关弦细,收敛,治用调和肝脾之法。

(4)阳气亢奋:不足和有余是对立统一的,有来势不足者,就会有来势旺盛有余者,这就是辩证法。“来疾去徐,上实下虚,为厥巅疾”。来势强劲有力,冲击而上,去势不及,久久不肯沉下,多主机体风火鼓动于上,而出现头痛、头晕、失眠等疾病,甚至导致中风。如《素问·生气通天论篇》所云:“阳气者,大怒则形绝,血菀于上,使人薄厥。”对此,张山雷说:“观此节经文,不待诠解,即知其为肝风内动,以致脑充血也。其曰薄厥者,言其脑中所郁之血,激薄其脑部,以至于昏厥也。”

(4)阳气下溜:人体阳气有亲上的特性,但是也有下走、趋下的状况。如临证可见热走腰脊、二便如火,感疟痢而泄下赤白、血痢等。脉象可见尺脉膨大、滑,弦长,热;寸脉不及,整体脉下,来短去长等。再比如邪入三阴,暑邪内伏,或内有膏粱积热,伏热下行,湿热下注。君不制相,相火妄动,淋浊遗泄。妇科还可见崩漏带下，肝郁胎堕等都属趋下。

4. 中风病与阳气

中风病是我从业之初就经常接触到的一类疾病，亲眼目睹病人气血不达指尖，费尽气力也无法指挥自己的肢体，甚则麻木不仁，肢端痛痒不知。见到由额际、鼻尖、面部、胸部整整齐齐一半有汗，一半无汗的特别现象。

张山雷认为，肝风内动之脉，无不浮大促上。其有力而弦劲者，气火之实，闭证居多，是宜开泄；其无力而虚大者，元气之衰，脱证居多，所当固摄。若愈大愈促而愈劲，则气血之上冲愈甚，而气将不返；愈大愈虚而愈散，则气血之涣散，而亦将不返。必镇摄潜阳之后，上促渐平，搏击渐缓，弦劲者日以柔和，浮散者日以收敛，庶乎大气自返，可冀安澜。可谓理法俱合于乾卦象辞的论述，也是把握脉象阳气进退的要旨。

更甚者如大厥脉，"血之与气并走于上，则为大厥，厥则暴死，气复反则生，不反则死。"张山雷认为，血不自升，必随气而上升，上升之极，必至脑中充血。至所谓气反则生，气不反则死者，盖气反而下行，血即随之下行，故其人可生。若其气上行不反，血必随之充而益充。代表性疾病就是西医高血压脑病，肝风内动或者由于外感内伤，年高体衰或体质偏胜，阴虚液耗之时，孤阳无依，陡然飞越，此为现代医学所谓脑血管危象。中医认为，气高而喘，中风窍闭，皆气血并走于上的大证、急症，性命攸关，"气复反则生，不反则死"，疾病预后是看阳气能否归根，能否在阴气的吸引下回纳于太极。

亢龙有悔，盈不可久也，乃《易经》阐述之理，更是中医之理。阴液亏损到了一定程度，阴气无力收敛阳气，龙阳失潜，奔越于上，阴阳处于即将离决之地，气返则生，不返则亡，人身太极被打破,生命到达终点。

5. 阳气的涵养

《素问·阴阳应象大论篇》:"阳在外,阴之使也;阴在内,阳之守也。"中国传统文化里面崇尚涵养功夫,讲究潜阴而育阳,从阳气涵养角度而言就是注意阳气不要无谓损耗,赵献可认为:养生莫先于养火。比如描写关云长总是眯着眼睛,丹凤目微闭,平时保持阳气不外露。如同海水里的礁石,要始终埋在水中,隐藏着才能长久。《素问·生气通天论篇》认为:"凡阴阳之要,阳密乃固,两者不和,若春无秋,若冬无夏,因而和之,是谓圣道。故阳强不能密,阴气乃绝,阴平阳秘,精神乃治,阴阳离决,精气乃绝。"临床及养生实践中应达到阴阳相交,水火既济,各得其用。六爻各得阴阳之正位,才可以做到性命各正,心肾交通而保合大和。

第六节　脉诊的指法训练

1. 指感素养

讨论指法之前,先谈一个卒持寸口的问题。

诊脉,首先要与被诊者保持距离,这里是指心理距离,千万不要一上来被其语言或外在表现诱导暗示,将注意力放在那些杂事上,导致"一叶障目,不见泰山"。应当退出当下情景,审视整体和恢复景深。在脉诊实践中区分指下的时空,哪些是刻下信息,哪些是固有信息,哪些是本底信息?

现实中,脉象的刻下感是很强的,人体脉象有时会出现受环境气氛影响而趋同的现象,或者刻下感掩盖本色,这在脉象实践中屡见不鲜。

　　诊脉需要指力，需要提高手指触觉的灵敏性，若训练得法，则事半功倍。谈指法的前提是尊重脉象的客观独立性，真正使脉动在指下、在心中成为一个很大的东西，而不是随便怎样上手就摸，脉象的鉴赏力即来自指感的素养。

　　脉诊素养之一，是练习"用志凝神"的功夫，《列子·黄帝篇》承蜩的故事或许对我们有所启发：

　　仲尼适楚，出于林中，见痀偻者承蜩，犹掇之也。仲尼曰："子巧乎！有道邪？"曰："我有道也。五六月，累丸二而不坠，则失者锱铢；累三而不坠，则失者十一；累五而不坠，犹掇之也。吾处也，若橛株驹；吾执臂若槁木之枝。虽天地之大、万物之多，而唯蜩翼之知。吾不反不侧，不以万物易蜩之翼，何为而不得？"孔子顾谓弟子曰："用志不分，乃凝于神。其痀偻丈人之谓乎！"

　　仲尼到楚国，在林中见痀偻者承蜩，技艺高超，简直就像在地上捡东西一样容易，仲尼于是问道老者，老者说，这样的技术是含着"道"的，五六月间，把两颗泥丸放在竹竿顶上不使其坠落，则失手次数如锱铢般极少；叠累三个泥丸而不坠落，则失者十一；叠累五丸而不坠，就像在地上拾取一样了。"吾处也，若橛株驹"，控制身体像竖立的木头，"吾执臂若槁木之枝"，伸出手臂好像枯木那样，挺直不动。"虽天地之大、万物之多，而唯蜩翼之知，吾不反不侧，不以万物易蜩之翼，何为而不得？"集中精力在蝉翼之上，天地广大，万物繁多，但什么也不能替代对蝉翼的专注。孔子总结说："用志不分，乃凝于神，其痀偻丈人之谓乎！"所谓神技无非就是用志凝神日久而来，我想这些原则与脉学指法操作的训练要求是相通的。

　　学会了用志凝神，获得的信息自然被级联放大，达到"视

小为大,视微如著"的境界,就像《列子·汤问》描写的纪昌学箭那样:

甘蝇,古之善射者,彀弓而兽伏鸟下,弟子名飞卫,学射于甘蝇,而巧过其师。纪昌者,又学射于飞卫,飞卫曰:尔先学不瞬,而后可言射矣,纪昌归,偃卧其妻之机下,以目承牵挺。两年之后,虽锥末倒眦,而不瞬也,以告飞卫,飞卫曰:未也,必学视而后可。视小如大,视微如著,而后告我。昌以牦悬虱于牖,南面而望之。旬日之间,浸大也;三年之后,如车轮焉。以睹余物,皆丘山也。及以燕角之弧、朔蓬之簳射之,贯虱之心,而悬不绝,以告飞卫,飞卫高蹈拊膺曰:汝得之矣!

可以看到,纪昌学箭时,飞卫并未像普通老师那样急于教授射箭技术,而是让其从打牢基础开始,苦练基本功,用两年时间躺在织机下面看踏板的运动,一直练到锥子刺到眼前而不瞬目,待到功成,然后练目力,将虱子悬挂起来,用三年时间练习"视小为大",直至小小的虱子看起来如同车轮大小,此时射箭功夫不求自得,不觉间已大成,此虽为寓言故事,但具备方法论意义。当人的注意力专注一处时,人的感觉能力会增强,可以体察到平时注意不到的细微之处。

2. 脉象指法

指法训练的具体方法可以借鉴形意拳三圆掌。

所谓"三圆"即手心圆,手背圆,虎口圆。具体习练方法是两掌五指自然分开,要做到手心圆,掌心有撑力;手背圆而力贯指尖;虎口圆是拇指与四指间既有撑力又有扣握之力。

手心圆,由于掌心回收,使掌的横撑力大。手背圆,使劲力易贯于指,三节劲整,便于气贯指端。手心、手背互为表里。虎口圆助长掌的外宣和里扣之劲,使手掌有较强的控制力。

意气达梢节,用意念去找掌指和劳宫穴之动,会有麻胀感,或有热流,以至于指关节会有吱吱响动。因人的身体素质不同,动的表现也不同,指关节响动也有大小的不同,有时间长短的不同,有人响动较大,不仅旁人用手可以摸到,甚至俯耳还可以听到。用意不用力,力贯指掌,气贯梢节。如此反复习练,指力自会增加,指端感觉变得敏锐。

3. 脉象指法举例

总触法:轻触,不用力,轻摸脉整个形态,主要用来整体上掌握脉象的形象和动态,从而对脉象产生整体印象,尤其是两仪的大小、阴阳抱合度和阴阳的位置等基本信息,就包括在脉象的形状中。用总触法可以很形象地感受何谓"负阴而抱阳"。

脉象无论是有形部分,还是无形部分,都是有形状的,轻触就是把握其形其状,并作上下、内外总察。脉象及其谐振波也是有形象的,这个轻触法就是感受总体形象的指法,用这个总触法可以察觉到有的脉象是点状跳动的,有的则是线状跳动的。

裹法:用于感受血液成分变化。随着时代变化,科技进步,中医学可以借鉴现代医学成果丰富自身,如消化道黏膜像中医辨证,宫腔黏膜像中医辨证等。人体生理病理导致血液成分异常引起的脉象变化,可以通过临床检验指标得到印证和细化。

血液是由多种成分组成的流体,在血管内流动时,愈靠近血管中心的部位流速愈快,反之则慢,在血管壁上的流速趋近于零,这种流动特性称为层流。血液在血管中流动时,血细胞并不是弥散分布于整个血管,而是表现出明显的趋轴性,该现象称为轴流。愈接近血管轴心,血细胞愈密集;愈接近管壁,血细胞愈稀少。轴流的意义是可以最大限度地减少血细胞与血管内皮细胞之间的接触机会,从而减少血细胞的黏附,聚集和沉积的概率。通过这些血液流变学知识,我们可以看出,脉象感受血液成分必须设法将指力稳定在中层来获得轴流信息。实际操作可以用指力包裹脉管,通过脉动自身的震荡进行分析判断。

　　日常生活中我们都有这样的经验,摇晃瓶子等容器,可以大致感觉出里面液体的黏稠度、质地等,油和水的感觉是不同的。

　　裹法的具体方法是用手指指力包裹整个脉管,将指力压到中层,逐渐接触脉动轴流核心层,不过分用力影响脉的搏动,任其在指下震荡,就像通过震荡瓶子里的液体来判断其材质和成分,感受各种比例、各种成分液体震荡产生的指感。

　　随法:这是一种独特的指法,透出的是巧力,指力随脉动而动。脉动由升支和降支组成,对于升降支的体察可以采用随法,即按脉的手指跟随脉动的升降而主动上下迎随,与脉动伴行,以期了解其动态中的变化。具体而言,迎着脉动升支而上,不加力对抗它。脉动下降时主动加力,指力伴随脉动降支而下,从而完成对整个脉动过程的连续观测,练习日久,指力的舒纵就犹如太极之听劲运用,微小的力量变化也能感觉到。诊脉的手指相当于信号探测仪的探头,要灵活,不要对脉象起干扰作用。

　　感受谐振法:脉象的振动成分大部分位于脉象比较浅表的层面,谐振波感受技巧在于控制指感层面,一定要在浅层到中层之间寻找,尤其是对脉象心理成分谐振波的诊察,指力要轻巧。发生共振需要空间，感受振动要采用轻巧之力，如日常生活中我们如果要让锣鼓的声音尽快停止，就用手按压其表面，使它的振动停下来，声音也就消失了。脉象的振动能量较小，感受其高频部分的谐振波，指力要求轻灵，既摄取了信息，又不破坏它。

　　临床通过指感训练，可以将脉动逐渐分为大约九个层面：浅层浅层面，浅层中层面，浅层深层面；中层浅层面，中层中层面，中层深层面；深层浅层面，深层中层面，深层深层面。谐振波层次就是在浅层中层面到中层中层面之间的位置，不要将脉管压实，否则就抵消了高频波，失去谐振成分，就像一个振动的物体，由浅入深传导而不被吸收的层面上，才容易感觉到它的振动。

第十章

脉象与药象

第一节 药 象

如何使用脉象指导用药,事关疗效,用药思路还需从中药治病的原理入手。我曾经听到过一些比较可笑的用药思路,比如有人对我说过,中药就一味一味放在那里,你们开就是。那意思仿佛中医大夫只需要数学思维,对几百味、上千味中药进行排列组合足矣。中药的使用是建立在中医医理上的,而医理来自医道,从我的个人意识而言,倾向于使用象思维理解中药的功能和主治,指导中药的使用,使脉象与药物密切结合,脉药相应。

脉以象解,故曰脉象,即以象思维贯穿于脉学之中。"象思维"就是以"象"为核心,体悟主客一体,在象的流动与转化中,动态把握整体。"观物取象",就是总结概括不同事物之间的共同之处以立象。"象以尽意",是用象思维表达出事物中的意境。中国哲学崇尚象思维,象思维对中医学影响至深,观物取象,据象类比,不仅用于诊断学形成诸如脉象、舌象的学问,还包括药象,如《珍珠囊补遗药性赋》说:"凡药之在土者,中半以上为根,其气上行,病在中上焦者用之。中半以下为梢,其气下行,病在下焦者用之。药之出土者,中半以上为苗,其气味上升,中半以下为身之干,其气味中守下达咸宜,因其病而酌之,使弗悖乎阴阳也。"

比如看到天麻"有风不动,无风反摇"的特点,遂命名为定风草,认为它有祛风的功效,李时珍说:"天麻乃肝经气分之药……眼黑头眩,风虚内作,非天麻不能治。天订乃定风草,故为治风之神药。"中药从入药部位、采集时间,到中药的性能,如药性的归纳,寒热温凉四气,辛甘酸苦咸五味对中药进行分类使用,药物的升降浮沉等,都是象思维在药学的应用。

《素问·阴阳应象大论篇》认为"味厚者为阴,薄为阴之阳。气厚者为阳,薄为阳之阴。味厚则泄,薄则通。气薄则发泄,厚则发热","气味辛甘发散为阳,酸苦涌泄为阴"。为药物使用奠定理论基础,可以依此对药物进行分类,如轻清成象,味薄者如茶之类,本乎天者亲上。重浊成形,味之厚者,大黄之类,本乎地者亲下。

李东垣认为:"味之薄者,为阴中之阳,味薄则通,酸苦咸平是也。"柴胡、升麻、葛根、川芎、羌活、独活、防风、细辛、藁本、蔓荆子之类自地而升天,俱为味薄者。泽泻、猪苓、瞿麦、木通、通草、灯草、琥珀、车前子之类自天而降,为地气之薄者。

这里我们尝试采用"药对"的形式进行脉象与药物效果的对应,简称脉药相应。

药对又称对药,是中医临床常用的相对固定的两味药配伍组合,是中药配伍应用中的基本形式。历代医家都很重视药对的运用,《伤寒论》和《金匮要略》两百多张经方中,约有四十个方仅有两味药组成,可谓使用药对的典范。药对不是随意的两味药就可以组合,它的组成有一定的规律,可分为药对配伍、药对成方和药对组拆等方面的内容。基于药对这种方剂配伍的基本形式,在临床研究中,许多验方由此衍生出来。由于研究单味药难以反映出其在复方中的真实作用,而复方由于药味多,作用关系复杂,对其研究也难以得出准确结论。药对作为药物配伍中的雏形,对其研究恰好可以弥补上述不足,这些特点使得药对成为介于中药学和方剂学之间的一门学科。

　　采用药对与脉象对应也是由中医病机特点决定的,如果指定单味药物为药象,则指向性不强,因为它除了主要功用还可能有其他作用,比如麻黄,除去发汗平喘,尚有利水的功效,可以治疗水肿。细辛除了祛风散寒也有治口疮、润肾燥的作用,但是两种或多种药物相须、相使为用,强化了主要功用的指向,麻黄、细辛合用就是取其发散功用为主,有利于药象的确立。

　　当读过一定数量的脉学古籍、药学古籍之后,会发觉一个问题,就是历史记载与现实的差距有时很大,古籍讲述的体系有僵化的一面,因为药材有产地、采摘、炮制等不同,何况后世有的中药品种也变化了。脉学典籍中因循守旧,转述甚至抄袭之作屡见,这都是历史感带来的误区,失去了中医学活的灵魂。脉象的现实感很强,一边摸脉,体会服药后的变化,一边总结对应关系,再去参阅先贤所述,很好地解决了这个问题。记得中国一位物理学家曾经说过:"宇宙中最先进的实验室就扛在你的肩膀上",可谓深得我心。

　　脉药相应是通过反复验证脉象与药效之间的关系,慢慢形成规律,在脉象与药物之间建立起来的对应关系,追求的是脉象与药物直接结合,最终达到"有是脉,用是药"的境界,直接以药物命名脉象,如天麻钩藤脉、黄芪党参脉、附子人参脉等,诊脉完毕,方药也出来了,省略中间环节,当然这是脉药相应比较高的阶段。

第二节 脉象与药对

1. 镇

【药对名称】天麻钩藤脉

【脉象特征】脉弦长,紧而有力,来势强。寸脉浮大或膨大,尺脉沉细,弱。

【病机症状】气机升降失常,或者称为气机上下竖来不利,升动太过,出现头胀、头痛、头晕、喘促、不食、烦躁、二便不利等症状。

【分析】

脉来应指有力,属于太过,脉气失和,最好压一压,镇潜阳气。这个药对主要是让亢上的气机向下潜镇,取其沉降的作用,避免"亢龙有悔"。

天麻甘、平,主要的作用是平肝潜阳,它既能平息肝风,又能驱除风湿,临床用以平肝镇痉,为治头晕常用药品。天麻古名赤箭,就是赤阳箭刚的意思,阳刚中正,力能独运,不为物移,故有风不动,无风自摇。

钩藤清肝热而平肝息风,临床用以平降肝阳。《本草乘雅半偈》对钩藤讲得比较形象,"藤棘如钩,中虚而通,离明之象,借形以指事也。经云:夏脉如钩,南方火也。或支别络属,交循舛错,致十二惊痫为寒热病者,咸可通之整之"。

2. 活

【药对名称】川芎丹参脉

【脉象特征】脉象涩感明显,如刀刮竹,脉气往来艰难,迟而不行,甚或壅塞,或紧而有力,或散而无力。

【病机症状】气血瘀滞,如胸痹刺痛、月经不调、痛经、闭经、胁肋痛、跌打损伤、疮痈肿痛等。

【分析】

有些人的脉象摸上去第一感觉就是流通性不好,日久就会因瘀滞而发病,如果不能确定瘀滞究竟为何物,用"活"法,大方向总是没有错的,然后再详加分析,细致辨证。

川芎辛香行散,温通血脉,可以活血行气,为血中之气药,通达气血。

丹参有活血祛瘀,凉血清心,养血安神的功用,作用非常广泛,尤以治疗胸肋疼痛、癥瘕结块,以及月经失调、经闭、痛经等有良效。两药合用,取其行气活血的功用,以加强机体气血的流通性。

3. 理

【药对名称】柴胡枳壳脉

【脉象特征】脉涩不畅,或虚涩乏力,或缓。气涩与血涩的指感有程度和层面上的不同,气变在先,故脉虽涩尚轻,不似瘀血形变的沉重凝涩。

【病机症状】气机横动不利。人体气机纵横而流行,带脉以约束之,横行不利则发为胸闷太息、胁肋胀痛、易怒、呃逆、呕恶,嗳气吞酸、疝气疼痛等症状。

【分析】

这个药对主要是横向调节气机,使之畅达。柴胡有发散升阳之力,具有良好的疏肝解郁作用,又是诸多疏肝药的向导,是治肝气郁结之要药,用于肝气郁结、胁肋疼痛、月经不调等症。枳壳行气通痞,除胀消积,具有开胸理气,消积导滞,消痰通痞的作用。

4. 燥

【药对名称】苍术白术脉

【脉象特征】湿浊为盛,脉濡,滑浊,黏。寒湿脉静,湿热脉动。

【病机症状】脾虚湿盛或外湿侵及机体。湿浊为患分寒湿和湿热,可见脘腹胀满、呕吐泛酸、大便黏腻、口甘多涎、睑肿、身沉、舌苔白腻。湿浊冲心则心悸而喘。

【分析】

苍术辛、苦、温,辛散温燥,可祛风湿,芳香燥烈,燥湿健脾之力强。

白术苦、甘、温,有益气健脾,燥湿利水,清热利湿之功,较之苍术长于补益。

术行土用,增土之力,上古本草苍术和白术本是一体,《本草乘雅半偈》说:"古人用术不分赤白,自宋人始指赤术为苍术,但气味有和暴之殊,则施治亦有缓急阴阳之别。"

这里提出苍术白术脉是因为痰湿脉象十分多见,用这个药对取燥湿作用。如果水湿壅盛,力量就不够了,则利而导之。

5. 利

【药对名称】猪苓泽泻脉

【脉象特征】脉象濡散,水湿壅盛脉沉,甚至脉形模糊,尺脉如烂棉。

【病机症状】利水渗湿。水湿蓄积,湿浊壅盛而见黄疸、湿疮、小便不利、水肿、痰饮、泄泻、淋浊、带下等症。

【分析】

水盛的脉象,湿浊淋漓。燥之不及,必须利水渗湿,如禹治水,导之外出而安。

猪苓甘淡渗泄,利尿作用较为显著,主要用于小便不利、通身肿满等水湿潴留者。

泽泻甘淡,性寒,利水道,又能止寒精之自出,功擅清利下焦,泻肾和膀胱之热,清热利水渗湿,用于湿热内蕴,小便短赤或淋沥涩痛之症。

两药相须,共同淡渗利湿,清利下焦湿热,利尿通淋。

6. 清

【药对名称】桑叶菊花脉

【脉象特征】脉浮缓而数,两侧寸脉大、散。或弦而有力。

【病机症状】肝经之热或外感风热上攻头目,见发热、头昏头痛、咳嗽、咽痛或肿、目赤肿痛、多泪等。

【分析】

桑叶,苦、甘、寒,轻清凉散,可疏解肺经和在表的风热,还有清肝明目之力。

菊花,辛、甘、苦、微寒,清上焦风热,清头目,尚能平肝息风。

上焦宜清,宜轻,有邪为障碍,犹如云雾遮蔽天日,令清空暗霾,且热为阳邪,头面部多为风热所犯。二药合用成对,取其清凉解散之力。

7. 提

【药对名称】升麻葛根脉

【脉象特征】脉象虚软无力,脉位沉、细,寸脉不足,或者尺脉下垂。脉象来势不足,去势大而显著,或两寸脉虚,沉。两尺脉大而实。

【病机症状】升提阳气,用来从上下方向梳理气机。《灵枢·口问》:"上气不足,脑为之不满,耳为之苦鸣,头为之苦倾,目为之眩",此外尚有耳鸣、耳聋、腹胀、胃胀、飧泄、小便频数、脱肛、子宫脱垂、胃下垂等。

【分析】

升麻辛、甘、微寒,具有升浮之性,有升阳举陷之力,常与柴胡配伍,用于中气虚弱或气虚下陷证。

葛根甘、辛、凉,可发表解肌,升阳透疹。葛根的升发清阳之力,可以鼓舞脾胃清阳之气上行。这也是选葛根搭配升麻为药对,而未选柴胡的原因。

脉沉,脉下,气机上行不够,升麻葛根药对主之。

8. 发

【药对名称】麻黄细辛脉

【脉象特征】脉浮紧,有力,升浮有余之象。或右寸脉大,浮而有力。

【病机症状】风寒表实证,见无汗、头痛、身痛或腰痛明显、鼻塞或清涕、咳嗽、憋喘等。发表宣肺,开腠理。

【分析】

麻黄辛温,微苦,发汗解表,宣肺平喘,利水。其开腠理,发散之力用于感冒风寒及肺气壅遏的咳喘症,乃肺经专药。

细辛辛温,辛香气浓,走窜开窍,有祛风散寒止痛之力,温肺化饮之功。

肺脉实、有力可以开泻。麻黄细辛联合成对,相须为用,增强发散之力。

使用麻黄细辛药对乃宣发之法,开散阳气之力大,在取效之余,易导致升提太过,出现诸如汗出淋漓,乏力、心悸或呕吐、失眠、头痛头晕的症状,这是需要注意的。

或问麻黄细辛与升麻葛根两组药对皆有升发作用,何以区分?升麻葛根药对是梳理气机,乃不足者升之。而麻黄细辛药对乃发散,不惟上行,还有四散之意,是有病邪侵入,逐而出之,适用于有余的证候。

9. 益

【药对名称】黄芪党参脉

【脉象特征】这个脉证是针对不足,脉象因气虚而软塌不起,升发之力不足。脉象软,无力,虚浮,豁大,或两关脉弱。

【病机症状】补益脾肺中焦之气。晕,心悸,倦怠乏力,呵欠,神思不足,多尿。

【分析】

党参,甘平,补中益气,为临床常用的补气药,用于气虚不足,倦怠乏力,气急喘促,脾虚食少,面目浮肿,久泻脱肛等症。党参入脾、肺经,既可补脾胃而益肺气,又能益气以补血,主要用于脾胃虚弱及气血两亏等症。

黄芪,甘温,善补气升阳,固表止汗,托疮生肌,利水退肿。用于气虚衰弱,倦怠乏力。可健脾益气,具升阳举陷的功用,治疗中气下陷、脱肛、子宫脱垂等症。

两药联合使用,增益人体能量,补益气的不足。填续人体少火之气,而又温而不热,不致成为壮火。

10. 振

【药对名称】人参附子脉

【脉象特征】脉虚散无力或者豁大无伦,或脉微细,至数不清。

【病机症状】振奋阳气。机体阳气颓废到一定程度,机体功能亏虚严重,补之不及,如心源性哮喘,水肿,心衰,冷汗淋漓、亡阳厥逆者,滋之太缓,唯有振奋可当。

【分析】

附子辛烈而热,回阳救逆,温脾肾,散寒止痛,用于厥逆亡阳、脉微欲绝等症。主要用于冷汗自出、四肢厥逆,常配合人参、干姜、炙甘草等品同用,或加龙骨、牡蛎等固涩敛汗药;附子功能峻补元阳,益火之源,凡肾阳不足、命火衰微、畏寒肢冷、阳痿、尿频之症,皆可应用。

人参甘,微苦,微温,可大补元气,补肺益脾,生津,安神。大补元气常用以挽救气虚欲脱之症。临床上如遇气息短促、汗出肢冷、脉微细,或大量失血引起的虚脱等危急的症候,可单用一味人参煎服,以补气固脱;如阳气衰微,又可与附子等同用,以益气回阳。

11. 滋

【药对名称】生地麦冬脉

【脉象特征】脉细枯燥,脉管干枯、干涸,失润,失养而成革脉。

【病机症状】内燥:消渴,燥咳,干燥皲涩、枯、涸,津液匮乏。如舌乏津润,即见舌苔毛糙或起芒刺,或舌质干涩无泽;目少液润,则眼球干涩,转瞬不利,如有物染,视物不清。外燥:皮肤少津液,则干燥粗糙,挛急不柔和,严重者可见皲裂,掀起,状如鳞片,即"肌肤甲错",也是津液枯涸的常见症状。此外,还有口干欲饮,尿少,便结等。

【分析】

鲜生地甘寒多汁,略带苦味,性凉而不滞,质润而不腻,主要功用为清热生津,凉血止血,且能止血而不留瘀。

麦冬味甘气凉,微苦,微寒,入心、肺、胃经。质柔多汁,长于滋燥泽枯,清心润肺,益胃生津,善治肺胃虚热,且能清心除烦。麦冬为清润之品,既能润肺止咳,又能清心降火,用于肺阴受伤,燥咳,咯血,以及心烦不安等症。

两药合用,共同滋阴润燥,外培土行,内滋水行,润泽脏腑,填充血脉。

12. 敛

【药对名称】龙牡五味脉

【脉象特征】脉气散乱,整体失于收敛,或者脉象松散,豁然。

【病机症状】龙骨,牡蛎,五味子等药物组合,主要是收敛固涩的作用。针对人体精微物质耗散,或者滑脱不禁者,如自汗、盗汗、久虚咳喘、久泻、久痢、遗精、滑精、尿频、遗尿、带下崩漏等。可以说,这个药对乃针对散脉而设,与散脉有较强的对应性。

【分析】

涩可去脱,对于散脉可起到收敛阳气,固涩精微的功用。

龙骨甘涩,微寒,可重镇安神,平肝潜阳,收敛固涩,软坚散结,制酸止痛。用于肝阳上亢、头晕目眩,以及肝风内动、惊痫、四肢抽搐等症。收涩之功应用比较广泛,可治疗多种体虚滑脱,重镇安神,平降肝阳,收敛固涩,用于神志不安,失眠,惊痫,癫狂,治崩漏、带下,常与牡蛎、乌贼骨等配合应用,用于神志不安,心悸怔忡,失眠等症。

　　牡蛎咸寒,长于平肝潜阳,收敛固涩,适用于肝阴不足、肝阳上亢之症。对邪热伤阴、虚风内动,有养阴息风的功效。

　　五味子,酸温,入肺、肾经。可敛肺滋肾,生津敛汗,涩精止泻。能上敛肺气,下滋肾阴,对肺肾两亏所致的久咳虚喘,可收止咳平喘的效果。五味子味酸收敛,性温而不热不燥,临床常用来敛肺、止汗、涩精、止泻,用于津少口渴、体虚多汗等症。

　　诸药同用都是取其收涩固散的功效,可以根据病情使用药对或共用,或者配伍其他药物。

13. 泻

　　【药对名称】石膏黄芩脉

　　【脉象特征】脉象洪大,或弦长有力,或紧,有数意。

　　【病机症状】清热泻火。洪大脉象,火热壅盛,气分热炽。见发热、汗出、烦躁、谵妄发狂、小便短赤、舌苔黄燥等。

　　【分析】

　　人体本自清净,平人阴阳自衡,若遭热邪袭扰,机体实热亢盛,阳气妄动,发热躁扰,伤阴动血。

　　石膏药性大寒,主中风寒热,心下逆气,惊喘,口干舌焦,善清气分实热,治疗实热亢盛之证,故适用于肺胃实热的症候。

　　黄芩苦寒,善泻火解毒,能清气分实热,泻肺火,治疗壮热烦渴,苔黄脉数。

　　二药合用,主要取其能清外加之热邪,及内生火邪,泻火清热,均衡阴阳。

14. 凉

　　【药对名称】玄参丹皮脉

　　【脉象特征】脉沉入里,甚或伏而不显,指下隐隐而细数有力,动而不宁。

【病机症状】清热凉血解毒。气分热不解,伏于血脉,血热妄行。见斑疹、鼻衄、齿衄、吐血、便血、舌绛等。

【分析】

邪热伤人,气分未解而入血,宛若炭火灼热,热入营阴、血分,清泻已经不及。

玄参苦、咸、寒,入脾、胃、肾经。清热滋阴,泻火解毒。用于温病热入营血,有滋阴降火,解毒消斑,散结消痈之用,并有养阴生津作用。《本草乘雅半偈》将玄参与芍药并论,认为"主治功力,与芍药相似,芍则酝藉幽微,故主寒热积聚之欲成坚凝闭密"。丹皮乃芍药根皮,辛、苦、微寒,入心、肝、肾经,有活血散瘀,清热凉血,去血分郁热,治血中伏火之功。

第十一章

小儿常见疾病脉象特征

育儿难！章太炎先生感叹"视疾恒易于成人而艰于赤子"。近代医家恽铁樵曾经夭折九个子女，三个儿子，六个女儿，于是从三十五岁那年，"从无可奈何之中生出一个觉悟来，以为求人不如求己，发奋读医书，发下重誓，要做一个自救兼能救人的医生……我常常想，假使我能做一个医生，遇着人家小孩生病，假如他的病是我的儿女生过的，我都能救他，那我的儿女就不算白死了。我如今有五个小孩……他是从没有吃过别个医生的药。医生不进我的门，算来整整有十三年了。别的都是空口说白话，单这一层可要算得小小一些成绩。"非亲身经历而莫知其困苦之心。

幸当今之世医学昌明，儿科学、妇产科学更加精致，早已不是"过邯郸，闻贵妇人，即为带下医；来入咸阳，闻秦人爱小儿，即为小儿医"这样随俗为变的学问，而成为独立的医学科学，护佑苍生，司命有术。近几年来小儿推拿术等大行于世，理法独到，效捷而易为患儿接受，于药物疗法之外开门户，善莫大焉。

第一节　小儿生理病理特点

儿科素有"哑科"之喻,小儿年幼,无法准确诉说自身的苦痛不适,或只能借助哭闹表达,医者的经验水平此时显得格外重要。中医的脉象属于无损伤诊断,使用手指触觉诊断脏腑疾病,于儿科显然是具有优势的。

一、小儿生理病理特点

1. 纯阳之体

依《颅囟经·脉法》解释,纯阳为三岁以下,呼为纯阳,元气未散。形容小儿时期生机蓬勃,发育迅速的特点。

2. 脾常不足,肝常有余

小儿患病容易出现消化系统症状,或吐或泄,或纳呆。再则小儿患病易惊风、惊惕,乃引动肝风所致。

3. 心神怯弱,心火有余

小儿心智发育尚弱,心经发病出现烦躁惊乱,神志昏迷,啼哭无常等。

4. 肾常虚

小儿肾气未盛,形气未充,并且许多先天带来的疾患,如五迟五软、解颅等,中医将之归属于先天之本的肾脏。

5. 稚阴稚阳,易受外侵

小儿对疾病抵抗力较差,加之寒温不能自调,乳食不知自节,一旦调护失宜,易外感六淫,内伤饮食而发病。

6. 传变迅速,易虚易实,易寒易热

小儿患病,邪气易实,正气易虚,虚实转化较快。稚阴未

长,易呈现阴伤阳亢,表现为化热迅速;稚阳未充,机体脆弱,容易阳虚衰脱而出现阴寒之证。

7. 脏气清灵,随拨随应

小儿禀纯阳,生机蓬勃,活力充沛,病因单纯,情志因素干扰较少,轻病容易治愈,重病若及时诊治,护理得宜,大多数也能获得痊愈。

8. 变蒸

变者异常,蒸者发热,变换五脏,蒸养六腑。俗称"烧长"或"生长热",是古代医家用来解释婴幼儿生长发育规律的学说。该学说首见于西晋·王叔和《脉经·平小儿杂病证第九》:"小儿是其日数应变蒸之时,身热脉乱,汗不出,不欲食,食辄吐见者,脉乱无苦也。"这种学说提醒我们,幼儿患病有时不是养护不当,而是"成长的烦恼"。

二、小儿脉诊概论

1. 小儿脉诊,一般用于 3 岁以上儿童。小儿寸口脉位短,切脉时用"一指定三关"法,即以医生右手的食指或拇指一指指腹按于患儿寸口部切脉。

正常小儿脉象平和,较成人细软而快。年龄越小,脉搏越快。若因活动、啼哭等而使脉搏加快,不可认作病态。

2. 儿科脉诊长期停留在单一、辅助的层面。平常所论儿科基本脉象有六种:浮、沉、迟、数、有力、无力。浮脉主表证,沉脉主里证,迟脉主寒证,数脉主热证,有力主实证,无力主虚证。六种脉象可以兼见,如浮数主外感风热,沉迟主阳气虚弱,脉数有力主实热证,脉数无力主虚热证等。

3. 其他。滑脉见于热盛、痰湿、食滞,洪脉见于气分热盛,结脉见于气血亏虚或寒凝瘀滞,代脉见于气血虚衰,弦脉见于惊风、腹痛、痰饮积滞等。

第二节 我所观察到的小儿脉象特征

一、快

小儿脉象为什么快于成人?

小儿生理特点是生机蓬勃,代谢旺盛,发育迅速。从生后28天到满1周岁为婴儿期,这个时期小儿生长特别迅速,身高、体重、头围成倍增长。如此蓬勃的生机可想见其代谢之旺盛,古人呼为"纯阳",喻之如草木方萌,旭日初升,蒸蒸日上,欣欣向荣。反映到脉象,出生婴儿呼吸定息可达7~8至,相当于120~140次/分,1岁为6~7至,相当于110~120次/分,4岁为6至,为110次/分,8岁为5至,90次/分,14岁与成人基本相同。总体上明显快于成人,且年龄越小,脉搏越快,符合"纯阳"之态。

二、清

小儿脉象质清。

原因之一为饮食单纯。小儿饮食相对单纯,婴儿以母乳为主,幼儿时期虽增副食,总以容易消化之物为主,且单独制作,饮食水谷量少而精,纯而不驳,脾胃运化入血,血质清轻,杂质较少,故而脉象清澈。

之二,思维单纯。老子云:含德之厚,比于赤子。赤子之心,道德隆厚,蒙昧未开,未染人间习气,若非禀赋鲁莽庸愚者,一般脉象轻清慢滑,尺寸充沛。

三、柔

大部分小儿的脉象是柔软、柔和的。小儿稚阴稚阳,阴阳初萌,脉象自然处柔居弱。老子曰:"载营魄抱一,能无离乎?专气致柔,能如婴儿乎?含德之厚,比于赤子。毒虫不螫,猛兽不据,攫鸟不搏。骨弱筋柔而握固。未知牝牡之合而朘作,精之至也。终日号而不嘎,和之至也。"

阳气者,精则养神,柔则养筋。我想这里的筋不仅指筋骨,同时也包括筋脉、脉络,脉管在"专气"的滋养下,定然是柔和的,小孩行动灵活,筋骨柔软,成年后纯阳体破,阴质充杂,天德日失,朴散器敝,脉管易僵硬失和。

四、灵

小儿脉象灵气十足,流利有神。捕捉体会脉中之神,小儿脉象最佳。《景岳全书·小儿则》认为"小儿脏气清灵,随拨随应"。脏清气清,脉亦灵动。儿童时期虽不免幼稚,在许多人而言却是一生中思维最活跃,比较有灵性的阶段。一则身躯规模小,气血滋养周荣,容易通达,脉气滑利;二则有生初来,鸿蒙未开,其命惟新,元气沛然,脉道经络干净。"嗜欲深者,天机浅",成人后欲念充斥,情志内伤而气滞血凝,痰涎壅塞,迟钝呆惰,天机尽丧,本性迷失,脉中自然缺少灵动之气。

五、诊脉原则

1. 体质脉

以脉象分析小儿的先天禀赋以及后天喂养情况,区别体质类型,个性特点,疾病易患性等,为诊断定性,为治疗定方向、定量。更宜教导其据体质"修五行",以平为期,指导养护成长,使之受益终生。

2. 形气相宜

《素问·方盛衰论篇》:"形气有余,脉气不足,死;脉气有余,形气不足,生。"一般而言,人小脉大,大马拉小车,气可驾驭形体,周转有余,体质会比较好一点。反之,脉小人大,往往正气不周,固护机体不济,体质易孱弱。如若得病情况下,要注意脉病相宜。脉有病,形未病,不解脉病,形病自可预期。形病脉未病,说明病邪未殃及脏腑、络脉或为害不深,治疗得力,疾病容易向愈。

第三节 如何用脉象判断小儿发热进退

发热是儿科疾病常见症状,就诊或治疗完毕后,家长会询问回家后的病情发展,尤其是夜间还会不会再次发热? 这一方面考验医者对患者疾病的掌握程度,同时也验证每次治疗量是否恰到好处。由于许多疾病都可以引起发热,此处以常见的外感发热为例,以脉象作为手段判断小儿发热的进退。

脉象判断小儿发热进退状况,要遵循"脉大则病进"以及"脉静身凉"的原则,具体可以看脉浮的程度,脉中的躁波,洪大脉势,脉中的透热感等。《素问·平人气象论篇》有云:"脉从阴阳,病易已;脉逆阴阳,病难已。"就是说病和脉要相互对应,脉象顺应疾病的阴阳性质才行,这种用脉象审阴阳顺逆的方法,脉学中有专用名词叫做审脉机。

1. 浮沉程度

外邪侵袭人体,机体正气奋而反击出现表热、脉浮,正邪斗争态势可以看脉象的浮沉。对比诊治前后或服药前后的脉象,若脉浮之势持续向外,则热势不减;若经治后脉象原来的浮越之势敛降,则发热之势当减,热退可期。

2. 脉静身凉

体温每升高 1℃,脉搏增加 10~20 次/分钟,数脉会带来躁动的脉感,所以《伤寒论》说:发热则脉躁,恶寒则脉静。

3. 洪大脉势

发热脉常表现为洪脉,尤其是里热。《濒湖脉学》:洪脉来时拍拍然,去衰来盛似波澜。浮而有力,洪腾满指。张山雷认为:脉大有力为洪,不仅在形质之粗大,而重在气势之贲张。经络热,气血蓄灼,热催脉动,此时审洪大脉势的弛张程度,就可做出预期。

4. 脉中的透热感

正常人之间的体温差别不会很大,接触后的热传导会控制在一定时间之内,而中、高度发热,尤其是持续发热的病人,脑、内脏、肌肉等内部的热量会通过血液带到体表,这时的脉象摸上去会感到指下的热感来自深部,透发出来似源源不断之势,久按之下热感增强,出现这样的脉象,热势是不会减的;反之,治疗后脉中热感透发之势递减,久按热感平均,则热势亦减。故诊脉有初按与久按的讲究,即是审脉象之机,诊今日之脉,知明日之变而有所趋避。

总之,属性为阳的疾病出现阳性脉象,是脉病相应,为顺。按照《伤寒论·平脉法》:凡脉大浮数动滑,此名阳也;凡脉沉涩迟弦微,此名阴也。外感发热就是阳性疾病,应该出现浮脉、数脉、动脉等阳性脉象,此时病脉相应,病势平稳。如果出现了脉气收敛的小脉象,为逆,病情容易出现曲折、变化。所以《灵枢·动输篇》云："阳病而阳脉,小者为逆;阴病而阴脉,大者为逆。"这个法则不仅适用于发热脉象的判断,也适用于其他疾病过程。

第四节 寒痰水饮在肺脉象

对于咳嗽、喘息,通常都认为是肺中有火,痰热为患,将清热化痰作为主要手段。尤其受到西医炎症概念的影响,尊"二火为炎",以为炎症就是火热。中医是辩证法的学问,有些咳嗽憋喘,恰恰要温肺脏、化痰饮,有些痰是寒性的。

寒痰是阳虚阴盛,水饮内停所致。脾阳不足,寒从中生,运化失司,而停湿成饮,或肺寒,津液失于布散,液聚成痰。表现为咳嗽气逆,痰多质清稀,胸膈不快。胸背受凉,遇冷即发为喘嗽,胸膈痞满,甚至倚息不得卧。《诸病源候论》说:冷痰者,言胃气虚弱,不能宣行水谷,故使痰水结聚,停于胸膈之间,时令人吞酸气逆,四肢变青,不能食饮也。寒痰脉象表现为整体沉迟,寸脉、关脉滑大。临床治疗要温肺化痰,如苓甘五味姜辛汤之类,重用干姜、细辛等药物。

水饮乃水气病,就是太阳寒水之气。咳嗽,痰多,质地清稀,鼻咽部有卡他症状,痰涕横流,恶寒发热,头面浮肿,舌苔白滑。此类证候属于小青龙汤脉证,乃水气为患。

痰饮的脉象表现是整体脉稀,其脉象中有一种叶尖露珠颤动、欲滴之感。两寸脉,尤其右寸脉浮大而稀滑。

《伤寒论》认为心下有水气,伤脏,上至肺则肺寒,内外合邪而咳,咳喘乃水气射肺。伤寒表不解,心下有水气,干呕发热而咳,或渴、或利、或噎、或小便不利少腹满、或喘者,小青龙汤主之。伤寒心下有水气,咳而微喘,发热不渴,小青龙汤主之。

小青龙汤组成是麻黄三两,芍药三两,细辛三两,甘草三两(炙),桂枝三两,半夏半升,五味子半升。此方解表蠲饮,有止咳平喘之效,治疗风寒客表,水饮内停。

水气为患表现为咳喘或干呕,中医认为汗在心下,水气内蓄,水气在心下则咳,水气未入胃则干呕,水在上焦则干呕而咳,水饮流溢肌肤而为浮肿。

此脉象的出现,提示机体水饮内停,水邪为患,要减少水的摄入量,这与日常生活中认为"感冒了要多喝水"的观念有所区别。在治疗思路上,应当化心下水气为汗,温肺化饮,而非通常认为的清肺热,清肺火。

外治可参考《厘正按摩要术》的暖痰法:小儿胸有寒痰,一时昏迷,醒则吐痰如绿豆粉,浓厚而带青色,此痰之生于寒也。前法皆不能化,惟生附子一枚,生姜一两,同捣烂炒热,布包熨背及胸。熨完,将姜附捻成一饼,贴于胸口,久则痰自开。

第五节　温通法治疗肠系膜淋巴结炎

有些孩子小腹痛,在医院被诊断为"肠系膜淋巴结炎",或者在查体时辅助检查,如腹部彩超报告可以看到数枚"肿大淋巴结"之类的描述,引起家长莫名的恐惧感。其实这是外邪侵袭人体的另外一种表现,例如通常认为风为阳邪,易侵袭上焦导致咳嗽,鼻炎,咽炎等疾病,但是外邪也可以直接侵袭中焦或下焦而发病。

我们常说的肠系膜淋巴结炎是指由于上呼吸道感染引起

的回肠、大肠区急性肠系膜淋巴结炎,是咽喉病毒感染之后继发的肠系膜及腹膜后淋巴结炎证,常见于 15 岁以下的儿童,患儿在上呼吸道感染后,有咽痛,倦怠不适,继之腹痛,恶心,呕吐,发热,腹痛以脐周及右下腹多见,呈阵发性发作,有压痛和反跳痛,但不如阑尾炎疼痛严重,痛点亦不固定。

其实就像耳前、耳后、颌下区等浅表部位有许多淋巴结一样,人体脏腑间也遍布淋巴结,肠系膜间淋巴结就比较丰富。祖国医学认为腹部属于人体的纵深之地,乃脏腑安处所在,不容外邪轻易进入。人体外感后,如果正气不足以抵抗病邪,那就会继上焦呼吸道感染而进一步向内发展,或者直接侵袭中、下焦,《圣济总录·心腹门》对此说得很明确:"脏腑气虚,风寒客之,邪正相搏,上冲于心络而为心痛;下攻于腹膜而发为腹痛,上下攻击,则心腹疼痛。"肠系膜淋巴结炎表现为持续腹痛,便后不缓解,或伴有发热,故积极预防上呼吸道感染是预防本病的基本措施。

中医认为肠系膜淋巴结炎属于腹痛范畴,多为病邪侵袭机体,直中阴经而发病,《诸病源候论·腹痛病诸候》认为:"腹痛者,由腑脏虚,寒冷之气,客于肠胃、募原之间,结聚不散,正气与邪气交争相击,故痛。"其中重点指出阳气亏虚是发病的内在基础:"其有阴气搏于阴经者,则腹痛而肠鸣,谓之寒中。是阳气不足,阴气有余者也。"显然是阳气固护不周所致。

肠系膜淋巴结炎脉象是尺脉部位或关下出现细脉,或者涩脉,不拘于左侧或右侧,说明中下焦感受外邪。整体脉象初期可以出现脉浮,后期病邪入里则会出现脉沉。

而今由于受到炎症说的影响,对于肠系膜淋巴结炎引起的腹痛经常使用抗生素或者清热解毒法治疗,究其发病原理而言,除非发热、肿痛异常或急性炎症期外,还是应该以温通之法为主。人体的腹部,乃脏腑安处之地,犹如内城、内宫,不可直接受到外邪侵袭,其阴阳属性为阴,平素当以温养脏腑,暖通气血为要,脏元充沛对寒邪、郁滞才有防范之力。

温法长养脏腑阳气,通法疏理三阴经络,温通并举,具体包括汤熨针石和导引等方法,如药物疗法,推拿,灸疗,脐疗,重点穴位可以放在关元、天枢、足三里等部位;背部腧穴按压,刮痧,拔罐等,可以在命门、腰阳关等穴施术。

第十二章

脉 学 文 化

第一节 伤心郁结脉

家里伤了人口,至亲离世,带给我们的只有悲情吗？事情远远复杂得多。

人们在生活中,因为衰老、疾病、意外、自然灾害等原因失去亲人、朋友,称之为丧亲。当代建构主义理论认为丧亲是一种重大的压力源,给居丧者带来异常痛苦的内心体验,会引发居丧者产生神经内分泌紊乱、睡眠障碍、焦虑恐慌综合征等身心症状。大多数居丧者能够有效应对这些急性悲伤症状的困扰,不需要临床干预,但也有多达40％的居丧者显示有延迟应对的迹象,如果不及时进行临床干预,急性悲伤可以发展成为一种慢性衰弱,导致其社会功能受损,严重影响身心健康。

我在作家和菜头的《爸爸,再见》一文发现了类似延迟应对的情绪,他写道:"在整整七天里,我没有落过一滴眼泪。我朋友告诉我说,她也曾有过相同的经历——对自己父亲过世没有任何情绪的流露,如同操作一个具体的项目,入土为安,一切得体而妥当。一直到了很久之后,她在北京城里开着车,突然有那么一个时刻,在某个街角,悲伤毫无征兆,悄然袭来,一下子把她打得粉碎。她一脚刹车,一个人在车里失声痛哭……爸爸,我在等着那个街角。"

建构主义理论认为,丧亲残酷地中断了居丧者与逝者的依恋关系和叙事连贯性。丧亲使得居丧者生活中的重要位置发生空缺,没有人能够替代和占据居丧者与逝者之间的依恋关系位置;丧亲使得居丧者与逝者之间的叙事故事戛然而止,没有人能够见证和续写居丧者和逝者之间共享的独特岁月。

从脉学角度而言,丧亲在脉象中会表现为比较典型的伤心郁结脉。这个脉象是由一个偶然的机会得到启示,几年前我们到社区入户普查,当走进一户独居老妇的家里时,我通过诊脉发现她的左关有一个很大的凸起,硬度比较高,典型的肝逆之证,从形成的时间分析有一阵子了,这究竟代表了什么呢?我很好奇,于是坐下来与之攀谈,老妇叙述了一年来她的母亲、丈夫和姐姐三位亲人相继离世给她带来的巨大心理创伤。我们从中可以得到启示,亲人的离世,给家人造成心理影响不仅仅是悲伤这么简单。对于失去了生活依赖和心理依恋对象的未成年人、鳏寡孤独者和老年人而言,丧亲所导致的生活无依无靠、经济窘迫、情感无法寄托等都是灾难性的。《中庸》云:"凡有血气者,莫不尊亲。"亲人逝去,不仅仅意味着阴阳两隔、骨肉分离之苦,同时也带来巨大的挫折感,对活着的人意味着人生坎坷的经历,民间俗语"小孩没娘,说来话长",毕竟人都希望能被长者所庇护,为子女所福佑,被朋友兄弟所帮衬,无论其年龄大小,概莫能免。

这样的损伤,不是一两场痛哭能完全宣泄和填补的,时间虽然是治愈伤口的良药,创口终会为瘢痕组织代替,但创伤的痕迹会长久存在;激烈的情绪终将平复,痛彻心扉的悲情会转变为隐痛、慢痛,久之木郁难伸,左侧关脉为肝主,木脉曲直,顺候脉弦长,逆时生恚怒,肝调畅气机的功能受挫,冲和条达不利而郁结,久久而成积滞发为结脉。不同于一般的肝郁脉之处,这个凸脉是冷结节且较大,寒热属性以偏凉或中性为主,触上去盘根错节。

第二节　基本信息中暗藏的玄机

做医生,接诊病人,首先看到的是登记的基本信息,包括姓名,性别,年龄,主诉,病史,现症等。在这些习以为常的信息中,暗藏着玄机,年龄就是其中之一。

姓名,不用多说,是人的代号,名字是一门学问,这里不做探讨。性别,很重要,性别不同,所患疾病、治疗原则往往不同,阴阳者,血气之男女也。除了一些共同易患疾病之外,性别特点另有倾向。

年龄,是非常重要的信息。我过去没有充分认识到这一点,人的年龄信息看似平常,里面其实蕴藏着人的生命力。《灵枢·天年》以十年为基数,对生命进行概括:"人生十岁,五脏始定,血气已通,其气在下,故好走;二十岁,血气始盛肌肉方长,故好趋;三十岁,五脏大定,肌肉坚固,血脉盛满,故好步;四十岁,五脏六腑十二经脉,皆大盛以平定,腠理始疏,荣华颓落,发颇斑白,平盛不摇,故好坐。"

四十岁是一个奇妙的年龄,谚曰"人过四十天过午",孔子说,四十而不惑。中医学用"大盛以平定"来形容四十岁的生命到达了人生高度的顶点,接下来就要跨越中庸之线走向反面,这就是生命的辩证法。

"五十岁,肝气始衰,肝叶始薄,胆汁始减,目始不明;六十岁,心气始衰,若忧悲,血气懈惰,故好卧;七十岁,脾气虚,皮肤枯;八十岁,肺气衰,魄离,故言善误;九十岁,肾气焦,四脏经脉空虚;百岁,五脏皆虚,神气皆去,形骸独居而终矣。"

当然以上所述是生命的"常数",肯定有变数。黄帝曰:"其不能终寿而死者,何如?"岐伯曰:"其五脏皆不坚,使道不长,空外以张,喘息暴疾;又卑基墙薄,脉少血,其肉不石,数中风寒,血气虚,脉不通,真邪相攻,乱而相引,故中寿而尽也。"这些记载可视之为"天数",是中医典籍对人体生长壮老已有规律的总结,两千年来变化不是太大,可以作为一个大概的标准看待。

人的脉象随着时间轴也产生相应的变化,小儿脉象,成人脉象,老年脉象三者差别很大,人有生理年龄,心理年龄,还可以用脉象衡量其生命状态,称为脉象年龄。

临床上,面对病人,当他们报出年龄后,可以通过诊脉来探查其气血阴阳,脏腑精气状态,对照《内经》所述,看符合实际年龄与否,掌握其衰老速度,为治疗及后续保健提供依据。小孩生病是"发展中的问题",年轻人生病可以"来日方长",老年人生病则要充分考虑其精华盛衰,通俗地说,即"老本"剩多少。有一个男教师,今年50岁,我认识他许多年了,他家族遗传高血压病,毕业工作没几年,从二十五六岁就出现高血压症状,教学任务一紧张就头晕,测量血压160/100mmHg,常年服用缬沙坦,尿中仍时常出现红细胞。于是三十几岁就将生活的重点放在调理身体,原来因为年轻能干,被学校委以重任,后来开始注意养生,寄情于山水、垂钓。每次来诊脉,脉象年龄苍老，那种与生俱来的质感应指而来，不紧不慢但强劲有力，手指搭在他的脉弦上，就像与一位功力深厚的太极高手角力。值得欣喜的是他的心确实"闲下来"了，可以从脉象悠然的状态看得出来。血压也稳定在 130/90mmHg 上下，十几年的养生保健与禀赋刚刚打了一个平手。

在这里不是倡导人们去拈轻怕重，而是想说，如果从中医体质学出发，以脉观人，综合考量，有些人的人生原本是另外一个样子。

第三节　切脉体仁

1. 脉中求仁

有人问：你诊脉的那些感觉是怎么来的？怎么有点像计算方程式，没有看到演算步骤，就得出结果，这个过程是什么？对于这个现象，我曾经仔细想过，感觉应该归之于长期对脉学主体状态的留意，归之于儒学之仁，从仁中求脉。

许久不见的老患者，领着女儿来看面部痤疮，二十几岁的样子，身材苗条，文静而礼貌，眉宇间始终含着笑意，面颊部散在成片红色丘疹，有些已经连成一片。青春美丽，肾阳充沛，代谢旺盛，血中伏热，长一些痤疮是常见的。手搭上脉弦，脉象虽柔，但沉取则刚紧，外宽，越往里面走越细，脉现弦意。一瞬间感觉这人好大的脾气，不像外表看上去的模样，关键还有一股狠劲，此人木火兼形，木为少阳，本当袅袅婷婷，舒展柔软为上，木气太过，则阳紧化热，伏于血分。火形好礼，这个礼不是通俗认为的讲礼貌，礼是规则的意思。火热是能量，在人而言就是能力，这就导致一个结果，往往会有较强的好恶感，无形之中表现出"规矩大",说好听点儿是不容易相处。英雄惜英雄,合乎其心意规矩者,可入其眼目,关爱有加,不然拒之千里,好像规则性较强,古人命之曰"火性好礼"。木火相生,血中热不解,由脏腑外发。并且内心深处的苛责之性总会先给自身带来困扰,询问之下,得知其偏头痛多年,经久不愈,遇事烦乱则复发。服用丹栀逍遥丸以清热凉血,嘱其不要太过严苛,于人于己和缓为上,方能血脉流畅,心平气和。

在中国古代,诊脉不仅限于医生,儒家也诊脉,而他们诊脉的目的是脉中求仁。北宋程颢的学生上蔡谢良佐给明道切脉时,程颢有感而发,留下一个"切脉体仁"的学案。这里说的切脉体仁,乃是指通过切脉能够从人的脉象与四肢百骸的关系中体会出仁的道理。仁的体性就是天地万物浑然的整体,脉是血气周流,脉理贯通乎一身,仁之理也便体现出来,切脉则便可以见仁。

仁体论哲学认为,天下只是一个理,推至四海而准,质诸天地,考诸三王而不易。譬如百尺之木,自根本至枝叶,皆是一贯。至仁天地为一身,而天地之间,品物万形为四肢百体。夫人岂有视四肢百体而不爱者哉?圣人怀至仁之心,独能体是心而已,不会支离多端而求之于外,故能近取譬,从人身自言。这种以理贯穿,从外物到人身,由肢体而内心,就是儒家从脉中体会到的仁。医家完全可以借鉴过来,比如,仁乃肝木所发,木脉曲直,软软迢迢,悠悠扬扬,柔弱不及则无力疏土,弦紧太过则克伐无辜。故执方药以调行气,尚需一味心性大药。那这么说是天道乎?脉理乎?还是那句话,仁体就是天地万物浑然的整体,万物存在的不可分的整体就是仁体。

2. 仁中求脉

"仁"是脉学主体修养的重要内容。可以说从孔丘立论开始,"仁"就含有对主体道德修养的意义,"我欲仁,斯仁至矣"。切脉体仁,就是感受脉象,作为医者,理解仁并实践脉学之仁,应从感觉和直觉说起。所谓仁,重要的是对外界有所知觉,这是第一位的。程明道说:仁可兼知,而知不可兼仁。如人之身,统而言之,则只谓之身,别而言之,则有四肢。明道又云,医书言手足痿痹为不仁,这是对仁比较恰当的理解。仁者,以天地万物为一体,莫非己也。认得为己,何所不至? 若不有诸己,自不与己相干。如手足不仁,气已不贯,皆不属己。对自身都麻木的状况,又怎么能够对外界产生感知呢? 子曰:巧言令色,鲜矣仁。好其言,善其色,致饰于外,务以悦人。孔子认为失掉了内心的仁,精神不能内敛是做不好学问的。仁之于脉学修养要刚毅木讷,质之近乎仁也;力行,学之近乎仁也。所以,我认为可以这样理解,"胸中不仁,指下无脉"。注重脉诊主体的素养,好学近乎知,力行近乎仁,是强调脉诊主体的功夫。脉中求仁,仁中求脉,仁可以使人指下更敏感,诊法即是在体仁。诊脉者的修养并非只有"持脉之道,虚静为保"一途,因为一则虚静有时不易做到,二则执着虚静易落为顽空,"指下体仁"也应算作一种修养。敦笃虚静者,仁之本,内心充满仁,不轻妄,则是敦厚。无所系阂昏塞,则是虚静。以仁的心态体察外物是大心法,如此方可做到以脉体仁。

肝主仁,有修为的君子,给我们的感觉是"如沐春风",木气弦缓,就舒适,肝气太旺,木气太过,则容易"失仁",临证见到有的脉象如同钢丝一般勒在肉里者,西医认为是高血压血管张力大所致,作为中医文化而言就是"不仁",内心收得太紧,要学会宽容一些才好。

3. 脉象防卫圈

脉象之道有高低之分,有人可以从脉象里面提取若干生命信息,有人却只能勉强摸出浮沉迟数,连二十八脉都跳不出去。这就是意志不进,精神不治,说明诊脉之人的意识没有与脉象成为一体。

明道先生认为,仁者以天地万物为一体,莫非己也。认得为己,无所不至,若不有诸己,自不与己相干。如手足不仁,气已不贯,皆不属己。外务与己没有挈和,一气并未贯穿,如此不会有所得。脉象对于人而言,就是"外务","不仁"就不能贯穿,怎会有所得!

无独有偶,中医学经典《素问·汤液醪醴论篇》也谈到这一点:"帝曰:形弊血尽而功不立者何?岐伯曰:神不使也。帝曰:何谓神不使?岐伯曰:针石,道也。精神不进,志意不治,故病不可愈。今精坏神去,荣卫不可复收。何者?嗜欲无穷,而忧患不止,精气弛坏,营泣卫除,故神去之而病不愈也。"这里的"精神不进,志意不治",说的也是诊脉主体修养的道理。以诊脉经验而言,意识与脉动结合的程度决定了获得脉象信息的多寡。随状态和用心程度不同,有时诊脉过程中会发现自己的意志进不到对方的脉中,无法与脉密切结合,自然也就无法获得丰富的脉诊信息。这是脉学中的"防卫圈"现象,它具有屏蔽生命信息的作用。这时只有"反身而诚",诊脉时才能做到人与脉的相合,对大多数人来说,诊脉功夫是一个"时时勤拂拭,勿使惹尘埃"的不断更新、持之以恒的练习过程。如若反身未诚,呈现"二物有对",你是你,我是我,那么人的意识与脉象还是两个不相干的事物,脉学的"防卫圈"还是进不去。我的一位很有修为的朋友曾告诉我,某脉诊大师给他诊脉时,他反观内视,封闭住自己的气脉,关闭防卫圈,令其无从提取信息,最后该大师只好一句"你太紧张了,等过一会再说",自找台阶而去。古人总是说"医者意也",这也算是对此的一种注解吧。

我过去也好奇,先贤硕儒切脉怎么能体现"仁"呢?经过一段时间的思考实践,慢慢领会了其中的道理,亦因此对儒学和脉学的界限有了新的看法,将来我们尝试从藏象五行出发,不但脉中体仁,且能脉中求义,脉中求礼,脉中求智,脉中求信。

第四节 精神压力脉象

当今中国社会不断变革,生活节奏较快,竞争激烈,每个人或多或少都有压力,如升学压力、职场压力、生活压力等,而这些压力可以体现在脉象信息中。

我经常给学生摸脉,小学生可以从脉象看聪明度,中学生看学习用心程度和他受到的学业压力。有一次,一位母亲陪18岁的儿子看痤疮,开完方闲聊,我说孩子学习很用心,因为这个学生的脉象中显示了一种压力,一种奋进的感觉。就是脉象往来携带的滞重感,使诊脉者感觉这样的脉象比较有分量,说明此人的心理负荷长期存在,但是可以承受。母亲听后眼神有种异样,后来复诊时孩子因参加辅导没有一起来,这位母亲主动谈起孩子学习的话题,说医生你上次认为孩子学习努力,我告诉你实情,那年中考他没考好,我托人让他上了高中,结果高一月考时,全班倒数第一,我没放弃,孩子也没放弃,经过努力名次渐渐到了三十多名,老师表扬了他。现在是高二上学期,排名已经到了全班十几名,开家长会时,老师都认为这样就可以了,不好提前了。这不暑假期末考试名列全班第四名，谁也没想到。所以你说他努力了，我相信。这样通过孩子母亲的讲述印证了脉象信息。

还有一次，一位老太太来就诊，诊毕，她儿子来接她回去，看到中医大夫，也要求诊脉看健康情况。已过而立之年，早年步入社会，生意场上风生水起。脉来沉重、刚、紧，明显可以提取到精神压力脉象的特征。脉象是机体的一部分，自然会与机体及其状态相对应。忙碌和压力大不是一回事，有些事务性工作，虽然忙，但不走心，过后很快淡忘了，在脉象中没有太多的痕迹感。压力大则不同，整个脉象往来沉甸甸的，你会觉指下的这个人，思绪凝重，是个不轻易放过自己的人。这是精神压力脉象的特征，可以表述为弦紧，是心理张力高的原因，在脉管壁上飘着一层谐振波，很厚的一层，频率很大，振幅很小，给诊者压迫感。

有些人天性"心重"，总是心事重重，牵挂比较多，或者历练有加，老成持重，不恃张扬，类似这两种人，就是把负荷压在心上，压力常态化，同时也是挂在身上，脉来沉重凝滞，血流稳定，脉气沉而不浮，有似牢脉，"牢"者，深居于内，坚固牢实之义。牢脉脉位沉长，脉势实大而弦。由于思维连续不断而单调，气机活跃性就会受到制约。"心重""牵挂"气机容易沉在下面，轻取、中取均不应，沉取始得，但搏动有力，势大形长，有东西，有能量，藏在里面，"寒则牢坚里有余，腹心寒痛木乘脾"。长时间不流通会出现阴寒积聚的病症，如痞、积、疝等。这种天性使人把自己的脉气控制在一定的区间内，或升或降，不越"雷池"，看似未离"中道"，实乃失于"权变"。于是像失眠、心悸、头晕等疾病或症状反复发作，如影随形，分明是无法排解，生命自衡的结果。我曾劝导这类病人，放开心思，给自己一个喘息的机会,学会放松,多读读陶渊明的诗或看看《庄子》。

第五节　《平凡的世界》与中医之缘

《平凡的世界》是中国当代作家路遥创作的一部享誉海内外的优秀长篇小说,以其恢宏的气势和史诗般的品格,全景式地表现了"文革"末期至改革开放时代中国城乡的社会生活和人们思想情感的巨大变迁。路遥1986年推出《平凡的世界》第一、二部,第三部完稿于1988年,写作《平凡的世界》过程中幸得中医辅助才得以如期完成,否则的话,这部巨著的诞生就会拖延甚至有夭折的可能。

在路遥的最后一部作品,记录写作《平凡的世界》经历和心得的《早晨从中午开始》篇章中,我们看到了中医学与《平凡的世界》这部伟大作品与作家路遥结缘的故事。

路遥出身农村,他的写作素材基本来自农村生活,他始终认定自己是一个"农民血统的儿子",是"既带着'农村味'又带着'城市味'的人",他坚信"人生最大的幸福也许在于创作的过程,而不在于那个结果"。所以他认为"只有在无比沉重的劳动中,人才会活得更为充实"。他始终以深深纠缠的故乡情结和生命的沉重感去感受生活,以陕北大地作为一个沉浮在他心里的永恒的诗意象征,每当他的创作进入低谷时,他都是一个人独自去陕北故乡的"毛乌素沙漠",他在那里审视自己,观照社会。

长篇小说的创作过程漫长而艰辛,路遥信徒般在文学的道路上匍匐。在《早晨从中午开始》里,路遥曾这样描述自己的写作状态：手指头被纸张磨得露出了毛细血管，搁在纸上，如同搁在刀刃上。很多人都认为是写作榨干了路遥的精血，他对待写作，如同教徒对待宗教一般地虔诚，他就是文学的信徒。路遥这种类似苦行的写作方式严重损害了他的健康，以至于《平凡的世界》第二部结束时，他也完全倒下了。"身体状况不是一般地失去弹性，而像弹簧整个地被扯断"。

其实在最后的阶段，路遥已经力不从心，抄写稿子时，像个垂危的病人半躺在桌面上，斜着身子勉强用笔在写。几乎不是用体力工作，而纯粹靠一种精神力量在苟延残喘。稿子完成的当天，感到身上再也没有一点劲力，只有腿、膝盖还稍微有点力量，于是，就跪在地板上把散乱的稿页和材料收拾起来。

有一天，终于完全倒下了。

"身体软弱得像一滩泥。最痛苦的是每吸进一口气都特别艰难，要动员身体全部残存的力量。在任何地方，只要坐一下，就睡着了。有时去门房取报或在院子里晒太阳就鼾声如雷地睡了过去。坐在沙发上一边喝水一边打盹，脸被水杯碰开一道血口子"。

实际上，路遥对自己身体为何会到这种地步有自己的分析，"我不知道自己患了什么病。其实，后来我才知道，如果一个人三天不吃饭，一直在火车站扛麻袋，谁都可能得这种病。这是无节制地拼命工作所导致的自然结果。"

病因虽然正确，但出手纠正，医者水平立显高下，"开始求医看病。中医认为是'虚'，听起来很有道理。虚证要补，于是，人参、蛤蚧、黄芪等名贵补药都用上了。"基本辨证是正确的，只是此时大剂峻补是不合适的，经云"虚则补之，实则泻之"，殊不知中医学素有"误补含冤"的讲法，从行内而言，所谓"补法"也是很大的范畴，绝非仅仅使用参芪这么简单，且因体质、因时令、因证而宜，那种对于医理不究竟，撇开整体观只着眼于当前病症的思路是要受到中医学规律惩罚的。

再者，时令也不对，夏季暑热使用大量温阳益气药，要考虑到阴津耗伤的后果，"三伏天的西安，气温常常在三十五度以上，天热得像火炉一般，但我还要在工作间插起电炉子熬中药。身上的汗水像流水一样。"这种做法明显有违天时，峻补的结果当然不会好，"几十服药吃下去，非但不顶事，结果喉咙肿得连水也咽不下去。胸腔里憋了无数的痰，却连一丝也吐不出来。一天二十四小时痛苦得无法入睡，既吸不进去气，又吐不出来痰，有时折磨得在地上滚来滚去而无一点办法。"经云"少火生气，壮火食气"，气有余便是火，补药化热，灼伤阴津，炼液为痰，阻碍气机之肃降。

看路遥本人资料，他的体质为土火兼型，给人的印象还是壮实的，没有必要在酷暑天峻补，对此路遥说过"根据过去的经验，我对极度的身体疲劳总是掉以轻心。以前也有过类似的情况，每写完一个较长的作品，就像害了一场大病；不过，彻底休息一段时间也就恢复了。原想这次也一样，一两个月以后，我就可以投入第三部的工作。现在看来，情况相当不妙。"

长篇巨制创作过程中横生枝节，后果是严重的，不免令人心生胆寒，走投无路的路遥回到故乡的怀抱疗伤，"黄沙包围的榆林城令人温暖地接纳了奄奄一息的我。无数关怀的乡音围拢过来，无数热心肠的人为我的病而四处奔走。当时的地委书记和行署专员亲自出面为我作了周到的安排。"

还好，他有幸遇到了一位"明医"，"我立刻被带到著名老中医张鹏举先生面前。张老当时已七十高龄，是省政协委员，在本省中医界很有名气。"

老人开始细心地询问路遥的感觉和先前的治疗情况，然后号脉，观舌。他笑了笑，指着对面的镜子说："你去看看你的舌头"。

"我面对镜子张开嘴巴，不由得大惊失色，我看到自己的舌头像焦炭一般成了黑的。"那些补药最终与内邪勾结化成热毒潜伏在路遥体内，通过舌象表现出来。

"这是恶热所致。"张老说，"先解决这个问题，然后再调理整个身体，你身体体质很好，不宜大补，再说，天又这么热。不能迷信补药。俗话说，人参吃死人无罪，黄连治好病无功。"此时的温补伤阴竭液，禁锢了气机。

学问精深，佩服至极。又一次体会，任何行业都有水平线以上的大师。眼前这位老人历经一生磨炼，在他的行道无疑已达到了出神入化的境界。

"我从张老的神态上判断他有能力诊治我的病，于是，希望大增"。

明医出手自是不凡，进退有方，法度谨严。首先不是治病而是纠偏。"张老很自信地开了药方。我拿过来一看，又是一惊。药方上只有两味药：生地 50g，硼砂 0.5g，总共才两毛几分钱药费。但是，光这个不同凡响的药方就使我相信终于找到了高手。"

从中药药性来讲，生地甘苦寒，归心肝肾经，清热凉血，养阴生津，用至一大两，完全是对上面温阳益气药的纠正。伍以小量甘咸凉，归肺胃经的硼砂清热消肿，清肺化痰，对治咽喉肿痛上焦之热。

在体内有病邪的情况下使用补益药，容易"留邪"，温补会导致气机窒塞，邪热无出路而炼液为痰。

方贵得法，药贵对症，有了大剂滋阴药的濡润，阴液得复。果然，第一服药下肚，带绿的黑痰就一堆又一堆吐出来了，"恶热"终于找到出路。"我兴奋得不知如何是好，甚至非常粗俗不堪地将一口痰吐在马路边一根水泥电线杆上，三天以后还专门去视察了那堆脏物，后来，我竟然把这个如此不雅的细节用到了小说中原西县倒霉的县委书记张有智的身上，实在有点对不起他。"读过原著的人都知道《平凡的世界》中塑造了一位老中医顾健翎的形象，路遥自己的这段治病经历化作故事情节永远镶嵌进了这部作品中，我想也会成为教育后来医生使用补药的一则教案。

凉血解毒祛除了恶热，张老才开始调理他整个过劳的身体状态。"我像牲口吃草料一般吞咽了他的一百多服汤药和一百多服丸药，身体开始渐渐有所复元。""汤者荡也，丸者缓也"，看得出，张老先生没有像以前医生那样去峻补，而是缓急兼用，拉开时间，给身体自我修复的机会，稳妥而讲究。

似乎是感觉使命已完成，《平凡的世界》完稿前后，张鹏举先生就去世了。"我在工作室里停下笔，久久为他默哀。我要用我不懈的工作来感谢他在关键的时刻挽救了我。"

这期间中央人民广播电台已经开始连播《平凡的世界》。这是一次打破常规的播出，因为全书还没有最后完成，他们只是看了第三部的初稿，就决定开始播出全书。"千百万听众并不知道这部书的第三部分还在我的手中没有最后完成，如果稍有差错，不能接上茬面被迫中断播出，这将是整个国家的笑话。"

最终，命运之神眷顾了这个偏离中道的作家。"一九八八年五月二十五日这个日子我却一直没能忘记——我正是在这一天最后完成了《平凡的世界》的全部创作。"

1991年3月,《平凡的世界》获中国第三届茅盾文学奖。路遥于1992年11月去世,年仅42岁。

第六节　理性而系统地思考中医

步入21世纪,在新的历史、社会条件下,中医的发展面临前所未有的机遇和挑战,这其中既包括来自中医自身的发展方向和发展方式问题,也有来自社会的需求,来自西医的巨大压力。在祖国的优秀文化传统中,中医学不仅有悠久的历史,且包罗了传统文化中诸多的内涵,其思维方式和传承方式对现代科技具有很大的启示作用,有许多至今仍然是解不开的谜,比如经络学说和脉学。由于它的神秘性和封闭性,影响了人们对它的研究,也影响了它自身的发展。时代变迁了,人的思想也变化了,人类疾病谱发生变化。中医的科学内涵该如何正确解读呢? 整理并用现代语言阐述中医理论无疑是一件艰巨的任务,如何促进中医向现代化方向发展,如何深入挖掘中医学合理内核,去伪存真? 作为一个当代中医工作者,应该有沉重的责任感和急迫感。许多中医人为此做了深入的探索,我想对于生活在这个时代的大多数中医从业者而言,应该以理性的态度看待中医和中医文化,用科学的思维方式,用系统科学、控制论原理总结阐述中医学的规律,走传统与现代并重,继承与发扬并举的道路。

在科学昌明的今天,我们要理性对待那些所谓神秘事物,它们只是还未被完全认识,还未掌握它的规律而已,而非不可认识。中医不能自我陶醉在历史悠久和博大精深之中,等待别人开启中医之门,也不能只靠单枪匹马的苦学、悟性、灵感思维的方法,应该变成人人可学,大众皆可参研学习的学问。这就要求提炼中医思维方式,发现和掌握中医学内在规律。中医学发源于远古时代人类与自然、疾病作斗争,保全自身和种族的本能,质朴无华,讲求实效。其理论体系成熟于战国、秦汉时期,与中国古典哲学密切相关,中医理论把经验的东西融入古典朴素唯物主义的世界观、天人整体观,形成阴阳五行、气血津液、经络、藏象等中医的基础理论。它不受还原观的限制和束缚,理论宏观而整体,贯穿着系统论、整体观念,它的长处就是整体观、多层次观。中医在一些领域没有深入到人体的细微结构、细胞和分子水平,它的优点是整体观,但是它的缺点也是因为它仅仅有整体,就整体论整体。中医还不能用物理学、化学等现代科学体系中的东西来阐明,中医自成体系,所以有人说中医是前科学,是一种经验科学知识系统。

中医的优势在于整体地、辩证地看问题,在这一点上,中医避免了机械唯物论,这是中医最大的优点。中医理论属于自然哲学范畴,中医学研究是一门系统工程,其精髓强调整体观念,辨证论治思想,治病要人、病、证三者结合,以人为主体统筹考虑。治病讲究调整人体系统自身的功能,着重恢复和保持身体各部分的协调平衡,避免人为的组分,是典型的自然控制。体现出中国传统哲学天人合一的思想,表现在科学思想上,就是充分了解和尊重自然系统的相互制约和相互促进,尽量采用顺其自然、因势利导的控制理念,柔性控制、软控制,使控制中的人工性减至最少。

西医把人体看作机器,治病立足有力的介入和直接控制理念,如静脉通道、手术、截肢、器官置换等,遵循控制自然的现代控制论原理和方法。西医起源和发展于科学技术的"分析时代",那时为了深入研究事物,把事物分解为若干组成部分,逐一认识。以分析为主的还原主义方法在近代自然科学数百年的长期发展中起了重要的作用,从近代科学到现代科学的发展过程一个基本的特点就是把事物一段段、一层层地分析研究,比如从宏观物体到分子、原子、基本粒子,现在又到了层子、夸克,对生物的研究越来越深入。长处是便于认识而且有客观依据,不足之处是把本来整体的东西分割了,导致只见树木不见森林,特别是当离开了辩证的综合时,就无法重现事物有机联系的本质。还原主义方法的着眼点是要把事物分成各个细部,去找出它们是由什么组成的。而中医采用的系统分析方法是要找出这些细部如何相互作用产生整体效应。主张整体是系统而有组织的,是局部和整体、低层次和高层次的辩证统一。

中医之难,还在于中医理论抽象和概念模糊的缘故。中医学把人看作开放的复杂系统,不相容性原理告诉我们,随着系统复杂性的增加,我们作出关于系统行为的精确而有意义的陈述能力将降低,越过一定阈值,精确性和有意义几乎成为相互排斥的特性。小系统经大系统转向巨系统,简单系统变为复杂系统,精确方法日现其短。加入的元素越多,系统越庞大、复杂,其精确性越难以把握,反而不如模糊方法行得通。用血虚和贫血这一对概念做一个比较,西医的贫血有精确的标准,Hb:男<120g,女<110g,RBC比容:男<40%,女<35%即

可做出诊断。而中医的血虚则没有这么明确的界限。血虚和贫血在症状上都有乏力、心悸、气短、口唇色淡、头晕目花等相同之处,乏力是自觉症状,患者描述含有主观成分,不够精确;心悸、气短的症状,舌诊和脉诊都能体察到,但也不好量化。中医虽诊断为血虚,但病人的血细胞数值也许并未达到上述诊断数值,也就是说数值不是中医辨证论治的第一位要素。这些患者的主观感觉及医生凭借感官采集而来的信息虽然在量化上不够精确,却有着明确的范围和限度,反映出中医理论指导下的疾病内在规律,即证候。中医的重点在于权衡病症对机体的危害程度以及整个机体脏腑器官的功能状态,看这个症状在人整体上处于何种位置以及它产生的机制和疾病发展势头。从控制论角度,中医可能采用间接控制的手段,针对血虚产生的机制调整人体状态,间接影响人体的血液系统,而不是针对病理结果这个末端直接干预,这就是中医学治病求本的原则,重视疾病的发生发展状态。

　　从系统科学而言,人体是一个具有耗散结构的开放系统,且是一个远离平衡状态的开放系统,这个系统通过与外界环境交换物质和能量,从环境中获得负熵流来抵消系统内部的熵产生,保持系统结构的稳定、有序。人的健康状态是一个动态的平衡系统,当人体系统的结构稳定性产生变化时会发生渐变和突变,例如心梗、中风等突发性疾病,都是系统突变范畴,是系统飞跃、不连续的过程,而渐变和突变是可以通过控制条件的变化实现的。中风病的发病机制,中医认为是年高肝肾阴亏,经络痰浊瘀阻。中风实证木火相煽,肝阳暴张,气火上升,冲击脑络而发病,呈现出突变模式;虚证则表现为眩晕,肢麻倦怠,气血衰弱,日久经络壅塞而偏身肢体不遂而呈现渐变模式。

中医是中国传统文化的重要组成部分,是中国优秀传统文化的代表,融合了中国哲学的精华,凝聚了中华文化的核心价值理念,展现了中华文化的魅力,中医在中华文化的传承与复兴中起着重要作用,中医学的复兴是中华文化伟大复兴的重要标志。对于那种数十年后中医将消亡的言论,我想这是不符合中医客观事实的臆断,因为他看到的恰恰是当前中医学流于僵化和不足之处,而未看到中医的全貌和实际价值,到时真正消亡的应该是"某种形式的中医",是那种被异化的中医罢了。

近年来广大医学科技工作者提出要恢复"系统观",钱学森指出,中医现代化的第一步,应该用辩证唯物主义哲学的结构体系去总结阐述传统的中医理论,这样才能使中医理论最后脱离"自然哲学",变成一门人和自然、社会环境相互作用的科学。生命科学是复杂性研究,要使用系统观,而这恰恰是中医学的基本观点之一。

跋

　　一本著作,没有思想统率就没有灵魂,只能算做知识堆砌的印刷品。

　　不惜耗费时日作此长文,一是讲出自己对中医脉学的体会,以期得到同声相应,更重要的是为多年形成的中医思想找一个家。

　　中医学本非孤魂,与传统文化血肉相连,或者干脆说是传统文化之子。"给自己的中医思想找一个家"包括一个主旨、两层含义,主旨就是整体观思想;两层含义,一则学习要有主题,知道哪些是要害,是入门之处;二则,面对知识,要找出其中的联系,知识如珠玉,能贯通连成一串方为真学问。

　　对脉学的追求要客观严谨,胸怀整体,千万不能以偏概全,脉象属于中医诊断学范畴,只是四诊之一,不可过于夸大其功用。对脉象信息的解读,有赖于中医学以及传统文化深厚的理论根基。光凭三根手指摸脉,建立不起伤寒学、温病学等学问,更遑论中医庞大的理论体系。

　　天覆地载,民居其间。医者不过假天命以养人,理顺其势,纠其偏执,归其中道,使之尽天年而已。对脉学的研究,应当以中医哲学、脉学哲学为指导,兼及相关学科,建立脉学科学为大道。"不待病家开口,指下便知所有"只可以作为一种学习乐趣,要走出术业思维,勿舍本逐末。

近几年来,通过分析思考,发觉中医与脉学中包含着锐利的思辨武器,所呈现出来的认识论、方法论足以解构整个体系。限于时间和篇幅,这里只能对中医脉学思想做一点启蒙,先开一个头,展眉论道,容当后续。